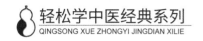
轻松学中医经典系列
QINGSONG XUE ZHONGYI JINGDIAN XILIE

 轻松学歌赋
QINGSONG XUE GEFU

用药传心赋 ④

YONGYAO CHUAN XINFU

曾培杰 ⊙ 编著

朗照清度　蔡中凤　唐婉瑜
李家林　曾佳俊　曾舒佳　温璧华 ⊙ 整理

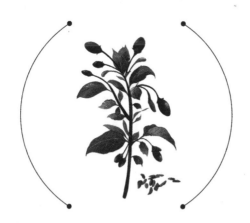

辽宁科学技术出版社
LIAONING SCIENCE AND TECHNOLOGY PUBLISHING HOUSE
拂石医典
FU SHI MEDBOOK

图书在版编目（CIP）数据

轻松学歌赋用药传心赋 . ④ / 曾培杰编著 . — 沈阳 : 辽宁科学技术出版社，2023.9
ISBN 978-7-5591-3042-6

Ⅰ . ①轻… Ⅱ . ①曾… Ⅲ . ①方歌—汇编 Ⅳ . ① R289.4

中国国家版本馆 CIP 数据核字（2023）第 097820 号

出版发行：辽宁科学技术出版社
　　　　　北京拂石医典图书有限公司
　　　　　地址：北京海淀区车公庄西路华通大厦 B 座 15 层
联系电话：010-57262361/024-23284376
E-mail：fushimedbook@163.com
印 刷 者：河北环京美印刷有限公司
经 销 者：各地新华书店

幅面尺寸：170mm×240mm
字　　数：200 千字　　　　　　　印　张：15
出版时间：2023 年 9 月第 1 版　　印刷时间：2023 年 9 月第 1 次印刷

责任编辑：陈　颖　孙洪娇　　　　责任校对：梁晓洁
封面设计：黄墨言　　　　　　　　封面制作：黄墨言
版式设计：天地鹏博　　　　　　　责任印制：丁　艾

如有质量问题，请速与印务部联系　联系电话：010-57262361

定　　价：89.00 元

在草医节期间，宏姐翻开她的手机相册说："我这里有三千多张照片，都是吃药前后的对比图，基本就像换了一个人，脸色变好看，眼睛变有神，精神状态变好等等，这都是中医治疗的实相。"

宏姐也自己开方给自己吃，她说："行中医首先要自治，自己身上的问题都解决不了，怎么帮人看病！"

所以，中医人行医要关注病人前后的变化，比如舌苔、脸部、声音、症状、脉象、心情等，因为只有这样，你才能辨别出治疗是否有效果，哪些有变化哪些没变化，最后再做调整，让病人的身心越来越好。

同时，如果医者自己生病了，那就不要错过这个自证实践的好机会。

比如最近冒虚汗多，《用药传心赋》中有条文：

黄芪补卫而止汗！

那就用玉屏风散，重用黄芪，结果三剂不到，汗就止住了。

如果身体出汗还发冷，大便稀小便清长，那就再加上附子。

附子回阳，救阴寒之药！

阳虚不固的漏汗，附子是必用要药。

如果吃了点凉冷东西，肚子胀痛，那就用《用药传心赋》中的条文：

官桂治冷气之侵，木香调气治腹痛！

马上用点肉桂、木香煮水喝，再用艾条灸下肚子，很快肚子就暖起来了。

如果吃煎炸烧烤上火口腔溃疡，喉咙肿痛，这时就要想到《用药传心赋》中的条文：

　　石膏泻胃火之炎蒸，山豆根解热毒而治喉痹！

　　把这两味药煮水喝一下，整个消化道就像降了一场雨，清凉无比……

　　传心者，不只是传前人的秘诀歌赋，前辈的经验方法，更多的是用身心去体证方药的作用，用心去感受病人用药前后的身心变化，哪怕是最细微的变化，都是弥足珍贵的。

　　这就是实践精神和实事求是精神，也是中医能够健康发展的重要基础。

　　如果您正在走上这实证之路，那么恭喜您已得传心之法了！

用药传心赋

　　用药之妙，如将用兵。兵不在多，独选其能。药不贵繁，惟取其效。要知黄连清心经之客火。黄柏降相火之游行。黄芩泻肺火而最妙。栀子清胃热而如神（炒黑止血）。芒硝通大便之燥结。大黄乃荡涤之将军①。犀角解乎心热。牛黄定其胆惊。连翘泻六经之火。菊花明两目之昏。滑石利小便之结滞②。石膏泻胃火之炎蒸。山豆根解热毒而治喉痹。桑白皮泻肺邪而利水停。龙胆治肝家之热。瞿麦利膀胱之淋。鳖甲治疟而治癖。龟板补阴而补心。茵陈治黄疸而利水。香薷治霍乱以清襟。柴胡退往来之寒热。前胡治咳嗽之痰升。元参治结毒痈疽，清利咽膈。沙参补阴虚嗽，保定肺经。竹叶、竹茹治虚烦而有效。茅根、藕节止吐衄而多灵。苦参治发狂痈肿。地榆止血痢血崩。车前子利水以止泻。瓜蒌仁降痰以清襟。秦艽去骨蒸之劳热。丹皮破积血以行经。熟地补血而疗损。生地凉血以清热。白芍药治腹疼——补而收，而烦热上除。赤芍药通瘀血——散而泻，而小腹可利。麦冬生脉以清心，上而止嗽。天冬消痰而润肺，下走肾经。地骨皮治夜热之劳蒸。知母退肾经之火沸。葛根止渴而解肌。泽泻补阴而渗利。兹乃药性之寒，投剂须当酌意。

　　又闻热药可以温经：麻黄散表邪之汗。官桂治冷气之侵。木香调气治腹痛。沉香降气治腰疼。丁香止呕，暖胃家之冷。藿香止吐，壮胃脘以温。吴茱萸走小腹疗寒疼。山茱萸壮腰肾以涩精。豆蔻、砂仁理胸中之气食。腹皮、厚朴治腹内之胀膨。白豆蔻开胃口而去滞。元胡索治气血亦调经。附子回阳，救阴寒之药。干姜治冷，转脏腑以温。草果消溶宿食。槟榔去积推陈。苁蓉壮阳而固本。鹿茸益肾而生精。锁阳子最止精漏。菟丝子偏固天真。没药、乳香散血凝之痛。二丑、巴豆（二位相反）攻便闭不通。紫苏散邪寒，更能降气。川椒退蛔厥，核治喘升。五灵脂治心腹之血痛；大茴香治小肠之气痛。

此热药之主治，分佐使与君臣。

论及温药，各称其能。甘草为和中之国老。人参乃补气之元神。葶苈降肺喘而利水，苦甜有别③。茯苓补脾虚而利渗，赤白须分④。黄芪补卫而止汗。山药益肾而补中。莪术、三棱消积坚之痞块。麦芽、神曲消饮食而宽膨。顺气化痰陈皮可用。宽中快膈枳壳当行。白术健脾而去湿。当归补血以调经。半夏治痰燥胃。枳实去积推陈。川芎治头疼之要药。桃仁破瘀血之佳珍。艾叶安胎而治崩漏。香附顺气而亦调经。杏仁止风寒之嗽。五味敛肺气之升。防风乃诸风之必用。荆芥清头目而疗崩。山楂消肉食之积。细辛止少阴头疼。紫薇花通经而堕胎。酸枣仁敛汗而安神。藁本止头疼于巅顶之上。桔梗载药物有舟楫之能。杜仲壮腰膝而补肾。红花苏血晕而通经。兹温药之性气，学者必由是而遵循。

既已明于三者⑤，岂不悉举其平。常山使之截疟。阿魏用之消癥。防己、木瓜除下肢之湿肿。菖蒲、远志通心腹之神明。壮腰膝莫如虎骨。定惊悸当用获神。阿胶止嗽而止血。牡蛎涩汗而涩精。羌活散风，除骨节之疼。冬花止咳，降肺火之升。独活、寄生理脚膝之风湿。薄荷、白芷散头额之风疼。木贼、蒺藜退眼睛之浮翳。元明、海粉降痰火之升腾。青皮伐木。紫菀克金。五加皮消肿而活血。天花粉止渴而生津。牛蒡子清喉之不利。薏苡仁理脚气之难行。琥珀安神而利水。朱砂镇心而定惊。贝母开心胸之郁，而治结痰。百合理虚劳之嗽，更医蛊毒。升麻提气而散风。牛膝下行而壮骨。利水须用猪苓。燥湿必当苍术。枸杞子明目以生精。鹿角胶补虚而大益。天麻治诸风之掉眩。木通治小便之秘涩。天南星最治风痰。莱菔子偏医面食。此乃药性之提纲，用作传心之秘术。

---

① 言大黄涤除肠道积滞，好像猛将一样。

② 结滞：指湿热蓄于下焦以致小便不利。

③ 葶苈性寒，有苦、甜两种。苦的下泄性急，甜的下泄之性缓。

④ 茯苓甘平淡，气味俱薄，白的偏于补；赤的偏于利。

⑤ 三者：指寒、热、温三性。

目录

茯 神

 定惊悸当用茯神。

茯神是寄生在松根上的真菌，即茯苓干燥菌核中间带有松根的部分。

松延年益寿，稳如青松，所以茯神可以稳定心神。

茯神本身就有茯苓的功效，能利水健脾。

古籍记载，茯神抱木心而生，有别于茯苓，它抱紧松根而生。

《黄帝内经》讲到，形与神俱，而尽终其天年，活百岁乃去。

度过这一百岁，前提是什么？四个字——形与神俱。

这点是所有养生家都追求的，就是说人的精神跟形体紧密地联系在一起，形与神散者弱，形与神离者死，就是说形跟神离散了，离开了就死了，涣散了，精神涣散。

这时有一味药，叫茯神，抱松根而生，紧紧抱在一起，如果把松根当作中间的神，那茯苓外面就是身体的形，抱在一起，所以能让形跟神相抱。

"万物负阴而抱阳，冲气以为和"。这点几乎所有医籍都有记载，但没有人从形与神俱来论茯神。

真的茯神一吃下去，精神恍惚的，可以清醒，心肾不交、睡不着觉的，可以轻松合眼。

曾经有一个小孩子晚上睡觉，眼睛合不起来，眯成一条线，医生说是脾虚，吃了好多养脾的药，就是不见好转。

我说就按照参苓白术散的原方，茯苓要换茯神，因为他晚上睡觉眼睛都合不起来，像张飞一样，这是脾虚，用手按下去，又睁开来，一般人看了吓一跳，呆呆的，像死鱼眼，就是因为他的形跟神没有相互交流。

用参苓白术散，把茯苓换茯神。吃了一周左右的药，眼睛就合上了，以前吃几个月都合不上，现在晚上睡觉就好了。从这点老师看到茯神之神奇。

茯苓一般入脾、肾，能利水；茯神入心、肾，可以交通形神。记住，心肾，即形跟神，心可以藏神，肾可以藏精，精就是铸造成形体，所以茯神加到交泰丸中，可以加强交泰丸交通心肾、宁心安神的效果。

我在任之堂曾经碰到一位半年都没有睡好觉的老爷子，一摸脉，脉象亢到鱼际上面来了，寸脉上越，中风可虞，这个脉象随时会中风的。他说他头又痛，背又酸，腰又冷。讲了一大堆症状，就是常见的亚健康症状他都有。

然后余老师叫我们开逍遥散、交泰丸，还有茯神，本来逍遥散就有茯苓，又加了茯神20克。

复诊时，病人高高兴兴过来，说这半年都没有睡过这么好的觉。

余老师看到效果了，然后就开始讲，加交泰丸都知道，病人舌尖红、尿黄为心火旺，腰酸冷为肾水不足，水火不交泰，所以用交泰丸。

为什么加茯神？茯神宁心安神，茯苓抱松木而生，可以让人上下左右，内外心肾更好地团聚在一起。所以茯神对于现在的人思虑过度脑子静不下来有很好的效果。要用真的茯神，如果确实找不到，老师教你一招，用上好的茯苓，自己去找松根，或者松脂、松节，桃胶、桃脂可以美颜美容，松脂可以安神。

朱良春老先生非常重视松节，它居然可以再生血细胞。余老师开方，治疗再生障碍性贫血，他说再生功能有哪个比得上松树的，砍砍砍，流了好多脂，不久又长好了，其他好少可以愈合回去。就是说砍得多厉害，脂流得多厉害，立马又愈合了。

这个再生障碍性贫血，余老师开归脾汤加松节30克。当时我们看到有村民砍了很多松树，他们那里需要松节烧火，剩下的，都卖给我们，一次就向他买了几百斤。

将松节劈成一小块一小块，然后煮到归脾汤里头。

病人说："归脾汤我吃过。"

余老师说："归脾汤加松节你就没吃过，因为没多少人会用松节，药房里你去抓还抓不到。"

想不到一煮一吃，特别有精神，嘴白的就变红了，声音低的就变高变亮了。

用一些补中益气汤、归脾汤之类的药，加点松节，通筋壮骨，你看虎骨也很壮实，但是没有松节那么壮实。

看朱良春朱老用这个松节，安神定志，增强睡眠，一觉闲眠百病休，使晚上造血更好。

松节还可以运用于一些容易出血的病症，因为松树一砍下去，流了好多脂，马上就愈合了。

茯神专主心虚胆怯，茯神是什么意思？茯不要读作茯苓的茯，要把它读作安抚的抚，抚摸的抚。像这孩子伤到了，你就抚摸他，不要怕不要怕，他的神立马静下来。狗激动了，你抚摸它，不要紧，不要紧，慢慢就静下来了。

所以它是抚神，茯神者抚神也，抚摸的抚，还有辅助的辅，辅助人神安气定。

凡大医治病，必当安神定志，安神者茯神，定志者远志。

所以茯神配远志、菖蒲，特别厉害，这就是安神定志三药对。

就是说你受到惊吓了，神志不定，就用这个药对。

以前人们就是用朱砂、茯神、菖蒲、远志，干什么？拿来煮猪心、炖猪心，专门治疗被吓到提心吊胆，晚上扑通扑通心跳加快，吃一次就好，非常有效果。

茯神对心虚惊悸大有效果。

珍仔围村有一病人，他赌马买六合彩，输得精光，提心吊胆，老怕被别人讨债，他就来找我看病。

我就叫他用茯神、竹叶、朱砂几味药，放到猪心里头炖。连吃了五次，心完全不会慌慌乱跳了。

朱砂安神丸、天王补心丹，都有助于学子提高记忆力。而有增强睡眠的效果，却常常离不开茯神，像酸枣仁汤，肝虚心虚血少的，也可以加茯神，茯苓就不如茯神效果好。

癫痫用茯神，那真是一石二鸟、一箭双雕，因为癫痫就是痰涌上来，然后扰神志，茯神利水渗湿，去生痰之源，还可以安神定志，治神志恍惚之本。所以它同时可安神跟治痰治湿，所以茯神广为神志科、精神科医学所喜爱。

它既治怪病多由痰作祟，又治形与神不相合，就是形体的问题它管，精神的问题它也管，它有这个本事。

《名医别录》记载，茯神性平，非常平和，主治风眩，就是头晕目眩，肝风内动，茯神有平肝镇惊的效果，这个你要记得。

有些病人，血压高致头晕目眩，用天麻钩藤饮，一定要重用茯神。

五劳，就是五脏劳累劳损。五脏劳累未有不伤及精神者，所以茯神可以安抚精神。

口干，晚上睡觉老是咽干口燥，水浅鱼龙燥，神安不了，茯神可以将三焦浊水排下去，清水蒸上咽喉，茯神味淡，淡渗入腑通筋骨，入肚腹，可以通筋骨，除上下水湿，入三焦，止惊悸。惊慌失措的，做事情莽莽撞撞，如惊弓之鸟，惊讶象迭出的要多吃茯神。多怨怒，无事常生烦恼，容易忘事，可以用茯神，开心益智养精神。

《药性歌括四百味》记载，茯神补心，善镇惊悸，恍惚健忘，兼除恚怒。

你现在就明白逍遥散加茯神，可以治疗无事常生烦恼，有郁怒，可以让人回嗔作喜，就是说平时多怒的，善怒的，突然间变多笑了，看淡了，回嗔作喜，所以茯神是回嗔作喜药。

《菜根谭》讲的，疾风骤雨，电闪雷鸣，天地好像发怒，禽鸟都在害怕，都在瑟瑟发抖，霁日光风，天气大好，非常光亮，草木都欣欣向荣。

所以天地不可一日无和气，茯神就可以制造和气。人心不可以一日无喜神，茯神就可以增强膻中喜悦感。

增强膻中喜悦感，就用逍遥散加茯神。

《药性论》记载，茯神主癫痫安神定志，补疲劳。

现在好多疲劳综合征，即五劳，可以用茯神。

主心下急痛坚满，小肠不利，就是说小肠排水，分清泌浊的功能不好，大便稀溏，茯神可以加强小肠分清泌浊作用。

《本草再新》记载，茯神治心虚气短，健脾利湿。

心脾两虚的，思虑过度，伤了心脾，茶饭不思，可以吃茯神粉。

《本草纲目》记载，后人治心病，必用茯神。

心病，即心脏病、冠心病，可以用茯神。

古人讲，人体年老肾虚以后，肾的水镇不住，水湿就会冲到心脏来，如真武汤、附子汤，就要考虑到用茯神，治疗什么？风湿性心脏病，水气冲到心脏来，好难受，加了茯神就把它镇压下去了。

《药品化义》记录，茯神体比较沉重，重可以去怯，就是可以去胆怯。

像在球队或军队里，要克服恐惧好简单，就是负重，负重了就不怕走夜路了。

负重以后人就会深呼吸，神就会下去，就不会害怕。

茯神性温补，补可以去弱，所以怯弱者可服用茯神。

古代有心虚胆怯之人，神不守舍，什么是神不守舍？就是看人常看到人有双层影，你看现在幻视、幻听的人，还有飞蚊症的人，都有心神恍惚这个特点。

不要紧，魂魄恍惚者，非茯神莫治。就是一定要用茯神，它能温养心神，非此不能除也，也就是说养心神不用茯神这味药，很难治疗一个人精神恍惚。

《百一选方》记载，朱雀丸，朱雀是哪里？南方火，就是心。心神不定，恍惚不乐，就是说这个心乐不起来，用茯神配沉香打成粉末，茯神可以茯心神，沉香可以沉肾精，让肾精归藏于肾中。

这两个药炼蜜为丸，用人参汤送服，可以治疗人神不守舍，心神不定，恍惚迷离，胸中不乐。所以听课不专注，吃朱雀丸，这是让心更专一的一个方子。

《杨氏家藏方》有个茯神丸，治疗贫血以后神不守舍。神不守舍有好几种，有一种是家里着火了，着火了神肯定进不去了，这时用朱砂安神片，寸脉很快的，可用导赤散，再加重用茯神。

第二种睡不着的，是肾水不足，你看为什么小孩子、年轻人，越劳累觉越好睡，去跑马拉松、爬山，把身体搞得疲劳了，一躺下去，就睡着了，因为肾水足，但是中老年人，疲劳过度了，反而睡不着。

劳累过度了，心虚胆战，为什么？因为肾水不够了，水浅不养龙。

这时就要用熟地壮水，当归补血，黄芪补气，酸枣仁养肝，人参补心，再加茯神，专治虚劳失眠，就是越累就越睡不着觉的，不能累的。

有些人不能折腾的，一折腾，精神要分裂的，什么事情都做不了。这种是心虚血少贫血后的神不守舍，就要用归脾汤之类的方子，重用茯神。

而火气大的神不守舍，就要用朱砂安神片。

《圣济总录》记载，用人参、枣仁跟茯神三味药，打成粉，用生姜汤去煎，可以治疗人老是烦躁，无事常生烦恼，莫名其妙烦躁，不得睡觉。这叫茯神汤，人参、枣仁、茯神三味药。

还有一种呢，人一动气生气以后，突然不省人事，每用茯神，古代茯神，写为茯神木，它有松根穿过，茯神木治之无不效，因为诸风掉眩，皆属于肝，这个风冲上去，然后气血并走于上，就会攻心脑，将军发怒了，君主会不安的，将军叛变了，君主就会如坐针毡，心神不宁了，大脑就会发晕，而茯神本身可以伏精神，又可以平肝镇惊，所以它是心肝同调的，以木治木。如此则风定心明，木平眩止。

有人说他的亲戚，突然间就晕倒了，醒过来的时候，又像正常人一样，每个月都会出现一两次。

你给他重用茯神木30克，然后稍加以辨证处方，如反复出现往来寒热，就用小柴胡汤，加茯神木30克，他吃了以后就会好转。

这种现象，本来一个月出现一次，最后半年一年才出现一次，这叫什么？肝风内动导致昏厥不省人事，重用茯神木无不效，这是用了很多案例积累出来的经验。

茯神配合欢花，可以治疗不开心，睡不着。

茯神配栀子，可以治疗躁扰，非常暴躁。

茯神配白芍，可以治疗心神恍惚，肝气郁结，说话啰啰唆唆。

茯神配桂枝，可以治疗水气上攻于心胸。就是病人老是心胸中闷，舌苔水滑，用苓桂术甘汤，这个苓最好是茯苓、茯神同用，因为水气用茯苓就好，水气扰心就要用茯神，因为已经扰到你的心神了，让人不安了。

有些人，好多痰水痰湿。我问他会不会心很不安？他回答没有。好，那就用茯苓，不要浪费茯神了。

茯神配当归，养血，有雨水之妙，这茯神配当归，有雨水相亲之妙。

茯神配泽泻，可以利水、安神。

茯神配元胡，可以治疗顽固失眠，元胡重用30～50克，最好是醋制元胡，它可以让亢盛的神志变得柔缓。

阿　胶

 阿胶止嗽而止血。

驴皮经过熬煮成胶，就是阿胶。皮属于肺，但不是所有的咳嗽都可以用阿胶。初病咳嗽千万不要用这些补益药，它会恋邪滞邪，让邪缠绵不去。

久病老病体弱者，肺气不收可以用阿胶，胶者粘连也，也就是把它粘收，就是说散者收之，所以阿胶在哪方面用得好？

虚劳病，肺结核、肺痿、肺弱，劳损过度用胶类药去补。

阿胶能养血滋阴，黏腻补血，让血出可止。

阿胶以山东东阿厂生产的为佳，那里有口闻名全国的井，中国的井闻明的不多，阿井算一口，还有橘井，橘井流香。

据说阿井的水比一般的水要重，所以喝后气能够迅速往下走，能够荡涤污垢，故阿胶有化瘀涤痰之说，普通的补益药，会让瘀跟痰变得黏腻，而阿胶就会让痰、瘀下行。

《神农本草经》讲，阿胶主妇人心腹内崩，就是崩漏下血用阿胶。

有个名方叫胶艾四物汤，就是阿胶配艾叶加四物汤，四物汤就熟地、当归、川芎、芍药。

古人认为血足后，人会自动包容，气旺后人会自动内求，所以中医通过补足人的血，像胶艾四物汤让人心胸都海涵，你看海为什么叫海涵，没有说江涵、池涵、潭涵的，也没有说桶涵跟盆涵的，叫海涵，海是量好大，血水好足，所以它就能包涵。

所以胶艾四物汤补足血海，人的障碍就会变少，以前有一个医生的邻居家里经常吵架有矛盾，他就给邻居开了胶艾四物汤，从此家中吵闹声就少了。

然后他也没有讲为什么，老师解释的就是血足以后，人的肚量会增大。

十个矛盾的人，有九个是气血不足的，焦虑的；十个焦虑的人，有九个人都是身体过用的，亏虚的，亏了人就暴躁如雷了。这个身体亏了，急躁易怒，气血亏了，焦虑不安。所胶艾四物汤真不是一般方子，基本上妇女焦虑通杀，女子衰老经少通吃。

汕头有一妇女月经长期短少，月经两天就没了，像干涸的溪流一样，颜面枯槁，提前衰老，年纪轻轻就看出大妈相。

那怎么办？中医可以转相，中医认为，得气血足则耐老，失气血亏则易衰。

女子就用胶艾四物汤，吃了以后月经和容颜都好过来了。

胶艾四物汤是补养气血的名方，普通四物汤养气血，加阿胶、艾叶，有了艾叶的温性和阿胶的润性，就大不一样了。

这个方子可以说是妇女之宝，所以有些人问，家里买了好多阿胶，怎么吃呢？怎么孝敬老人？

我让他们把阿胶放到四物汤里，四物汤煮好了，阿胶烊化在里面。

这个效果就比单纯阿胶跟四物汤都要强，就是说用一半的阿胶发挥出整块阿胶、双倍阿胶都发挥不到的疗效，那就是阿胶一定要配四物汤。

将无兵不神勇，胶非四物补血不迅猛。这个阿胶若不是四物汤在后面助它，它补血的力量就不够迅猛。

当你碰到一些崩漏的病人，胶艾四物汤一吃下去，两三天就止住了。

上次陆丰那边有位阿姨过来，她说月经量一直都很大，止不住，各类止血针都打了，随即又量大。

第一次来时，我没给她用阿胶，我说血肉有情之品少用。

她说稍好，但是不全好。第二次再来，我让她回去以后吃这个汤药，把阿胶烊化到归脾汤里面。第三次过来说好了，还把其他的亲朋好友带过来。

归脾汤加阿胶，是可以治疗体虚崩漏的，这是很有口碑的。

《神农本草经》又讲，腰酸腿疼用阿胶。

一般痛是血不通，酸是血虚、血少，所以阿胶补它的酸。麻是气虚，如果脸麻、脚麻，生病起于过用，这说明你最近透支了，需要早睡了。

有位作家头脸麻了，他麻了一个月以为要中风了，我让他重用黄芪加当归来煮水，黄芪100克，当归10克。吃了一周完全不麻了。

这麻是气虚，木是没感觉，瘀血。木比较难治，比麻要难一点。

五经富有一个老农，老觉得第二个脚趾没有感觉，天气越冷越明显，好像失去这个脚趾一样，经络断了，好像失灵一样。

他这是气血通达不到下面去，木了，就是说已经没感觉了。

用独活寄生汤，结果"复活"了那个脚趾，去年冬天，他那个脚趾能动了，就好开心。

独活寄生汤你们去看，那里面有八珍汤补足气血，再有一些通络祛风的独活、秦艽、细辛窜通，就是打通瘀血的，这个方子非常好，下半身和筋骨方面的痛症几乎是通治的。

还有酸，最近酸软没力，一听到酸了就要补气血了，用八珍汤。

八珍汤加黄芪、肉桂为十全大补汤，再加阿胶，更加不得了，这个就治劳累后好像发疟疾那样软绵绵没力，四肢酸疼，叫劳极。

一个人普通疲劳，用补中益气汤，马上疲劳回力，这力量又回来了。

但是一个人劳极呢，劳到极限了，就什么事都不想干，动不了，连话都懒得讲，补中益气汤就要加阿胶，因为一般的补益药只写此药能补虚劳，能主五劳。而阿胶呢，《神农本草经》写到"劳极"。

古人一个字都不一样，五脏劳伤，忧伤、怒伤、思伤、恐伤、惊伤，有好多药可以用，如大枣、党参。

但是劳极呢，劳极就要用阿胶，因为劳极以后身体的膏油都耗掉了。

普通的人参、党参、当归、大枣，补人体的气血。而阿胶呢，它可以补人体的膏油。

气血耗完以后就耗膏油了，就是骨头油，而阿胶是驴皮，金水相生，它一进入体内就会去修复骨头油了。

老师曾经治疗一牙齿出血的病人，他说他一接两份工作牙齿就出血了，接一份没事，但是家里孩子要读书，必须接两份。

我一听，脑中冒出两个字"劳极"，就是你同时做好几件事情，都快垮了，这时就适合用点阿胶了。

普通的疲劳，就吃补中益气丸或金匮肾气丸，别浪费阿胶。劳极了，就用阿胶，一吃完牙齿就不出血了，就是说做两份工作都不出血了，中医真的很神奇。

老师治疗这些慢性牙齿出血，一般不会轻易用它，但到后面没招了就会只能用阿胶了。

阿胶还可以安胎，胎动不安，特别是习惯性流产的病人可以吃一点。

它可以稳固胎元，它像一个袋子一样把胎元兜住。

你看人体五脏六腑都是什么在兜住它，都是一张皮，所以阿胶皮它可以兜住脏腑。

脏器下垂，胎元不固，以及气虚乏力血少，阿胶可以兜住。

所以阿胶有补漏托兜之效，这种术语只有内行人才可以理解，补漏，月经崩漏，点滴不止，托兜，就是托住兜住。

比如子宫往下垂了，把子宫兜一兜，所以补中益气汤加一点阿胶，对于女性的子宫下垂效果非常好。

补中益气汤加枳壳，对男性的胃下垂、疝气有好处。

加阿胶，往上兜一兜，对女性的宫颈下垂、乳房下垂，都有好处。

《名医别录》记载，阿胶主丈夫脚酸不能久立，这个腰脚好酸，就站不久，就是一个人在那儿站一下子就不耐烦了，就软下去了。

看到没有，给我们提供思路了，所以你们见多病症，然后再来读古籍，特别有味道，看到这个人软骨头，好，补中益气汤加阿胶。

补中益气汤让男子自强不息，阿胶让女子厚德载物。

补中益气汤让男子有气力赚钱养家，阿胶让女子笑脸如花。

阿胶还可以养肝气，因为肝藏血，阿胶能养血，肝气就会条达，血足肝自达。

《本草拾遗》记载，阿胶还可以疗风。

什么风呢？这些皮肤病，风动，跑来跑去的，你看那知了，它再怎么跑，一旦碰上橡胶，它就动不了了，粘住了，就是说阿胶让气血粘牢，让风不走动。

所以荨麻疹一抓一条条血痕的，初起偏红的就要用一些清热解毒、祛风通络的药，但是病程久的，已经好多年了，血痕偏白的，就要用阿胶去养，养肤养血。

血足风自灭，血水足了以后风就不动了，比如挑水，半桶的时候来回晃荡，桶满一重坠以后，就不晃荡了，阿胶它是可以治疗皮肤之风的。

《药性赋》记载，保肺益金之气。就是说阿胶可以保肺，所以久咳、虚咳、哮喘，用阿胶可以润，止嗽蠲咳之脓，阿胶有助于排咳嗽的脓浊。补虚安胎之效，它可以补虚安胎。治痿强骨之力，觉得身体骨头像散架一样，阿胶可以让身体紧密性增加，它有助于骨胶原蛋白的生成并激发它，使骨头跟筋之间更加密切相连。

阿胶就像杜仲一掰开来，拉白丝，这些白丝是补益的，可以让筋骨更紧密，不容易受到外界的伤害。

虚则百病欺，实则腠理秘。阿胶能够让腠理筋骨都固秘，就是秘实一点，能抗风霜，能抗击打。所以阿胶在古代对于练武之人也是一样圣品，就是说练武练到亏虚，身体筋骨散架，老是复原不了，就必须要用阿胶去复原。

《本草纲目》记载，阿胶可治吐衄血、皮下出血。

庵背村一个小家伙皮下出血，跑动以后出血点就增加，体育课不敢上，后来去学校都会有出血点，老师让他回去休息，身体治好了再来学校。

孩子出问题休学了，才找到我，我让家长用阿胶烊化后给孩子吃。

因为我看孩子个子不高，比同龄人要矮一个脑袋，脸色白白的，一看就是阿胶体质，脸是苍白的，几乎都可以用阿胶。使用阿胶烊化了，还要再加点肉桂粉。

因为阿胶它可以黏附阴阳，而肉桂是暖阳的，阳主固秘，可以更固秘。

经过太阳晒的豆芽，这个杆子特别粗壮固秘，而在阴暗里的草，特别柔嫩不固密。

他用这个方法吃了一周以后全部好了，休学的通知就撕掉了，又上学去了，所以他一直都对老师治好他的病念念不忘，很感恩。

阿胶可以养阴和血治肺痿，可以祛风润燥治焦虑。你看人焦虑的时候情绪多变，这个情绪急躁易怒，把血润足以后就风平浪静了。

祛风可以治疗人体的焦躁，你可以去看，晚上睡不好觉，人容易焦躁，血气沸腾，用点荆芥、防风、薄荷等芳香的风药，煮水喝一点下去，这个皮肤通一下气以后，风被赶走了，血马上平息下来，就想睡个好觉。

所以中医通过补气血可以平息风，通过祛风可以让气血稳固，这种思维太重要了。

老师治疗焦虑症，有终极一招——猛补气血，就一句话就是让你吃重一点，吃饱一点，吃稳一点，吃得气沉丹田一点，吃得像秤砣一样。

焦虑症基本上都是瘦子居多，就是这个骨感的木型人。土型人呢，焦虑症比较少，肥墩的人根本不乱想，因为整个人肥墩满了，就不容易焦虑，焦虑症一般就"一肥遮百丑"，就是说只需要养壮，把气血养足了，人就不会那么容易受到惊动了。

这个祛风润燥，你看老师就读出了焦躁跟风动可以用阿胶，如果皮肤干燥用阿胶，那你就小瞧了祛风润燥这四个字。

《本草经疏》记载，阿胶专能补血水。

男女一切风病、骨节痛、胎前产后诸疾无不应，故有圣药之美称。

《本草蒙筌》记载，风动木旺，遍体关节疼痛，阿胶可祛。火盛金虚，久咳脓血阿胶可补。崩漏带下，阿胶可收。劳累虚弱，阿胶可壮。

阿胶还有助于利小便，小便不通畅，阴虚，就用猪苓汤，猪苓汤中有阿胶。

久咳不愈，知母、贝母、款冬花，专治咳嗽一把抓，再加阿胶效果更好。

《本草新编》记载，阿胶是益肺妙剂，生阴灵丹，就是生出阴血的灵丹。

人过四十，阴气之半。所以阿胶呢，记住，四十岁以前不要轻易服用它，四五十以后阴血减少才用它。

《圣济总录》记载，阿胶饮治久咳嗽，就是阿胶、人参两个药打成散剂，然后加进小葱白，沸腾两下，就可以慢慢喝，咳嗽就会好。

《太平圣惠方》记载，有些鼻子出血，嘴巴出血，牙齿出血，眼睛出血，耳朵出血，七窍都会出血，就是说微微地冒出出血点来，出血点久在孔窍里头不化的，皮肤就会变得黄黄的。

这时有办法，阿胶半两捣碎，蒲黄1两，一起制为散剂。每日服2钱，有生地黄汁最好，没有的话只用阿胶、蒲黄也管用，趁热服用，可以治疗各种孔窍出血。

朱某48岁，患糖尿病多年，月经量大，晚上也睡不好，用黄连阿胶汤，两剂则血止，睡眠好转。后来服用此方更重要的一点就是崩漏好了，失眠好了，糖尿病也好了，不用其他降糖药，血糖完全稳定在正常范围。

讲这个案例不是讲黄连阿胶汤就能治失眠、止崩漏，这是常人都知道的，神奇的是它居然把血糖也调了。

刘渡舟老先生治疗一名年过半百的病人，此人失眠两年，现代医学诊断为神经衰弱，用大量镇静安眠药，收效不显著，反正一到了晚上他就焦虑不止，整个晚上没法睡觉，经常要跑到空旷无人的地方大喊大叫，才觉得舒畅。

然后刘老说这个是因为以前工作时熬夜常喝浓咖啡，习惯成自然，刺激神经以后导致晚上没法睡觉，白天就精神萎靡。

像这种晚上脑子很亢奋用什么？用苦黄连，苦能降，可以让亢奋平息下来。再加点白芍，白芍酸能静，所以这个黄连、白芍就是常用的。

亢奋以后身体津液亏空，津液亏空用什么？用阿胶。所以黄连阿胶汤就专治亢奋又亏虚的，亢奋的用点泻火的药就好，亏虚的用点补益的药，长期亢奋亏虚，就是失眠症，就用黄连阿胶汤，这是最有把握的一招，可以说是立竿见效的。

才吃一剂，晚上轻松下来了，三剂安然入睡，从此不再心烦意乱，也不用到旷野呼喊，这个不寐之疾从此而愈。

所以有些人经常奋斗过度的时候，留下奋斗后遗症，就是寝食难安睡不着觉，提心吊胆，等一下是不是又有单要接了，像这卓别林拧螺丝一样，回到家里都在拧螺丝，睡觉都在拧螺丝。

就是把工作的压力跟焦躁带到家庭跟睡眠中来的，用黄连阿胶汤，马上就帮他抚平了。

一个人烦了，你就用黄连使他平息，对事业没有浓厚的兴趣，得养肾，用阿胶降金生水，补肾，所以黄连阿胶汤就专门去烦躁，可治疗对事业不忠诚，没有兴趣，兴味索然的。

所以老师今天解的黄连阿胶汤是常人解不到的，你也想象不到的，你就得到我这个传承，你到社会上就能够治疗很多病了。

哪些病呢？就是疲劳以后人体又焦躁的，阿胶补疲劳，黄连去焦躁。

黄连阿胶汤，马上觉好睡，崩漏可止，血糖可降，这大吼大叫的症状也没了。

所以亢龙有悔怎么办？亢龙有悔就用黄连阿胶汤，马上制伏它。

所以我读《易经》都要联系中医，亢龙有悔，你看他里面所有的字眼都代表人生的某个阶段，我们都有经方治疗它。亢龙，亢为害，承乃制，亢就是火气往上冲，黄连就降亢平亢，承乃制，承是什么？承是顺承，有哪味药比阿胶更顺承，所以阿胶就是药物中的太极，补水以后，舟就行，畅通无阻，就不会跟河床刮划了。

古人讲阿胶能够益筋，又讲阿胶养肝血，你知道膝盖为什么会磨损吗？

有一个当老师的过来看病，她说："曾老师，听说不能够多走路，膝盖骨会损伤。但我现在不走路就睡不着觉，走了又怕加重膝盖的损伤。"

这是一名女老师，我让她买点黄芪、当归、阿胶，吃了然后再去走。

她喝完以后，然后再去走路、爬山、登山，膝盖再没痛过。

我是这么跟她比喻的，河无水船一动就被河底的沙给刮破。轮胎无气一骑就会裂，无论它是否承重，你骑了它就会裂。是气跟血让人升举起来，你看磁悬浮列车为什么那么快，因为浮起来了，所以摩擦就少，人靠什么让脏腑筋骨浮起来，就是气血，你想一下你的骨节，如果完全搞在一起，你一走它不就磨损骨节嘛，那周围的"润滑油"气血把它们隔开了，走多久都不会累，就是气血在那里撑着。

一位局长问我，一天一万步对吗？他说每天走一万步，反而把身体搞憔悴了。

我说看精神，记住，包括游泳也是，要看精神，就是说精充神满，晚上睡得非常好，白天走两万步都没问题。疲劳熬夜起来以后就懒洋洋，白天走一千步就好了，不要超过一千步，所以你早上的状态，精充神满的时候，十万步都不在话下，精疲力尽的时候，两千步你就要小心，不要在那乱走了，就练练太极养养就好了，这叫辨证思维。

大塚敬节的《汉方诊疗三十年》记载黄连温胆汤治疗顽固性皮肤病。你看日本人向我们中国学习中医还著书立说。大塚敬节的妻子患有顽固皮肤病，一搔就脱皮，日光一晒就痒得更厉害，在日本都没法治好。

后来想到不是中国有经方吗？经方有没有治疗皮肤痒的时候搔得睡不着觉的，彻夜就在那里搔痒，大塚敬节都烦死了，他在这边读书，她就在那边搔痒。

然后就找方子，找到了一句话，诸痛痒疮，皆属于心，黄连清心经之客火，心经火，好，用黄连，再一看睡不着觉，黄连阿胶汤，啊，刚好中了。服一剂红赤色就退，三剂就睡好觉，一周痒止，一个月痊愈，数十年的皮肤瘙痒症就服用了一个月，痊愈，自此无论是晒太阳、受风等都没有发作。

从此他用这个方治疗多例妇女皮肤一搔就起干屑，晚上睡不着觉的情况，就这两个症状出现了，用下去没有不好的。

因为阿胶治皮，黄连治焦躁睡不着觉，就这两味药，再配合其他药去辅助，叫黄连阿胶汤。汉方太厉害了。

有一妇女怀孩子以后胎儿缺乏营养，导致胎儿停滞生长，家里害怕死了，会不会养不成了，遂用经验方阿胶15克，糯米60克煮粥，然后加点白糖来服。

这个胎儿又蹭蹭蹭长上来了，不然真怕心脏一停跳，这个胎儿就没了。

阿胶跟糯米可以救胎，让胎儿生长地再满壮一点。

看《得配本草》记载阿胶的配伍。

阿胶得人参可以正瞳，瞳是什么？瞳孔眼睛，如有些人斗鸡眼，服用阿胶、人参，这两味药可以正瞳，还可治疗斜视。

阿胶配滑石，可以治疗小便不利。

阿胶配黄连，可以治疗失眠。

阿胶配生地，可以治疗鼻子、牙齿出血。

阿胶配款冬花，可以治疗咳嗽。

阿胶配当归，可以治疗贫血。

阿胶配艾叶、糯米，可以滋养胎元。

阿胶配麦冬、桑叶，像清燥救肺汤，可以治疗秋冬天肺干燥，怎么喝水都解不了这个燥，用清燥救肺汤，一剂就好。

当时有一病人皮肤干燥得都裂开来了，余老师说用清燥救肺汤，我说他不咳嗽啊？余老师说肺主皮毛，他一吃就好了，润了，这一招好用。

牡　蛎

🦋 **牡蛎涩汗而涩精。**

涩，就是收敛。

一位出虚汗的老妇人，晚上睡不着觉，神不安，神不安则气乱，气乱则汗出。吃顿饭都冒汗。

然后有一位草医郎中给她牡蛎粉让她冲服，她吃了几次，这虚汗就收住了。

然后我问草医，为什么用这个牡蛎粉呢？

他说这个牡蛎，它就是壳嘛，壳属于肺所主，肺又主皮毛，所以牡蛎的壳就可以主关主合，可以合汗孔。加上牡蛎它在水里，气沉丹田，它质重，可潜阳安神。所以失眠的，急躁的，上火的，又冒虚汗的，就可以用牡蛎。

但是体虚火气又不大的，是贫血气虚，则不用。

这两条路子要明白。它们止汗的机理不一样，牡蛎涩汗带降火潜阳。所以阳亢高血压，汗往外飘的，牡蛎就能涩收。而低血压气虚力弱的，那就要黄芪把它提升起来。

老师在《每日一学草药》讲过，昌叔，他在农村经常看到有些中老年人，有一段时间尿桶特别浑浊，为什么？因为蛋白这些精华流失。管不住，于是就开始疲劳疲倦。

其中有一个大叔，他就是小便以后，尿桶底沉淀物非常多，蛋白流失，伴腰酸，然后找到昌叔。昌叔就包了点粉给他，没有跟他讲这是什么粉，昌叔自己在家里制造的，自己去打粉打水，不让任何人看见，然后那个大叔吃好了。

后来我拿着几本秘籍去换这个秘诀，他就跟我讲了，就是牡蛎一味药，牡蛎在水里，为了防止水的侵蚀，它就长了硬壳，可以固，那些精华血肉就不会往外面溢。

对于人体而言，如果血肉流失，精华往下流，那么我们就用牡蛎涩精，而且它是两半合在一起，所以它能够固，叫固涩，固精缩尿，固肾止遗，固水止漏，可以止住这个漏。

有人问我要吃什么补最好，老师跟你讲，补是固不住的。要增强身体的封藏能力，像小孩子吃了龙牡壮骨颗粒，蹭蹭蹭就长高了，骨头硬了再加上晒太阳，日月之华可以救老残，沐日令颜黝，定能致高寿。

牡蛎的外壳，再加上这阳光，阳主固秘，孩子骨钙就硬了，所以叫龙牡壮骨颗粒，它可以提高肾的封藏能力。

一般人认为这里面的龙骨、牡蛎，又不是什么特别的补药，为什么能够补？因为它们可加强肾的封藏。

牡蛎为浅海贝壳，味咸，咸有什么特点？假如你这几天上火了，口干苦，早上起来喝一杯淡盐水，平时一杯的，你现在可以喝两杯淡盐水，连续两三天，口干苦的现象就消了，这是最简单的水疗法，你们要知道。但是淡盐水要温热的，不要烫嘴的。

咸能够润下，水跟火是对攻，那天林时贤问为什么在张仲景书上讲芒硝是心的对攻之药，因为狂躁的时候服用芒硝，人就不狂躁了，狂躁它是火，是苦味往上走，那么我就要找苦的对手，火的对手是水，南方火的对手是北方水，北方水它就咸，咸的代表就是芒硝，牡蛎也可以，咸寒就是专门对付狂躁的，即对攻之药。

老师给你们讲课的时候，由牡蛎的基本属性，就可以推出它很多功效。

它是贝类，质地重，为质重之品，重能潜阳。这人急躁了，一负重躁气就消下来了。

我碰到一例高血压病人，收缩压达 180mmHg，眼睛都出血了，我就想，肝气那么厉害，冲到眼睛，眼睛都红得出血，好危险。

用天麻钩藤饮，三剂下去，没动静，收缩压还是 180mmHg。怎么办？

想到他家里经济又比较紧张，不能给他用太多贵的天麻、钩藤，那就用牡蛎，牡蛎 50 克，一剂下去，第二日一量血压，收缩压 130mmHg，收缩压降下来了，就很舒服，晚上又睡得很沉。

高血压都有这个特点，晚上烦躁难以入睡，又容易醒，牡蛎就可以潜阳。

阳亢者，就亢龙有悔，怎么办？服牡蛎，牡蛎专门潜阳，治亢龙有悔的。

所以你发现，农村的池塘，好奇怪，瘟疫鱼瘟过来，那些鱼不死，打雷闪电那鱼不会跳塘，不会害怕。倒是这个人工养殖的，一打雷闪电，惊慌失措。

农村的鱼可以一下子就到泥巴里下去了，因为那里面有牡蛎，以及类似牡蛎的这些贝类。所以鱼就可以神安气定，由此可见牡蛎可以让神安气静，让暴躁者得到潜归，归藏。

天麻钩藤饮，有些人说不管用啊，你懂加减吗？牡蛎呢，你看他血压高，收缩压 150mmHg，你就加到 30 克，收缩压 180mmHg 就加到 50 克，看看管不管用，咸能够软坚，它就柔软了。涩能够收敛，血压降下来了，重能够潜阳，它就不亢了。

所以牡蛎简直就是爆火高压之妙品，治狂躁症效果好，非常好。

刚才讲到了牡蛎的合之象，就是两半合在一起，就可以固。

讲到牡蛎的重之象，重可以潜阳。

讲到牡蛎的咸之象，咸可以降火。

现在还要讲到它另一个象，牡蛎非常硬，铁锤才可以打碎，凡物硬者，它一气周流就很牛。根结深者，它可以通筋串骨。像拔草，毛毛草草在地表的，一般可清热解毒。根深蒂固入深层次的，像假地豆这些，可以治疗神经痛。

而牡蛎，质重，类似三棱、莪术，铁锤打下去，当当响的，这个质地非常重，它一气周流就比较厉害。

所以那些气凝血聚在一起，它咸能够软坚，一气周流比较强大，它可以破结。

而且牡蛎是贝壳，以前人用贝壳干什么？它比较锐利是可以切割东西的，就是说它有锐利之象，像刀子一样，可以划破物体的。

所以牡蛎对一些结块包裹，无论从它质重还是味咸，还是象尖锐，它都可以将结块软化掉。

有个消瘰丸，非常出名，老师治疗珠海的一位妇女，脖子里长鸡蛋大的瘰块。

舒肝解郁四逆散，因为瘰块长在脖子两旁，脖子两旁归少阳经管，少阳肝胆相照，所以用四逆散。再加消瘰丸，玄参、贝母、牡蛎，瘰块不是结热毒痈在咽喉吗？玄参治结热毒痈，贝母散结，尤其散肺结，肺主咽喉，气道，所以咽喉气道胸廓之间的结，少不了贝母。牡蛎可以软坚散结，可以让坚结变得柔软。消瘰丸再随意加减消坚积的三棱、莪术。

没什么秘诀，当时只开了十味药左右，服了半个月回来，发现瘰块小了一半，然后再调一下方子，再服半个月，全消下去了。

有人喜欢用炒过或者烧过的牡蛎，炒过烧过的牡蛎是有效，但不是在化坚结，而是在收酸水。

比如说反酸反胃了，就可以用这个锻牡蛎。

但是想要破坚结这方面的功效，还得要用生的。

《神农本草经》记载，牡蛎主惊恚，恚就是愤怒，非常愤怒，愤怒到丧失理智。有一种病呢，它严重愤怒到丧失理智了，气往上冲叫癫痫，就那气往上一冲，整个人发作，抽搐，用柴胡加龙骨牡蛎汤，你要记住。

龙骨、牡蛎，居然可以降这种龙雷之火往头上冲的。

所以平时看到一个人失控的，非常泼辣，不要紧，用柴胡加龙骨牡蛎，吃下去就没那么泼辣了。

因为柴胡解其郁，牡蛎可以安其神志。

牡蛎配龙骨像五指山，各用50克，降下来了，孙悟空再暴躁也是逃不掉的。

然后小柴胡汤就是唐僧，就是取经过程中，反复的往来寒热都不要紧，反复在取经中磨合。

所以你们今天学到柴胡加龙骨牡蛎汤，这不得了，狂躁就用龙骨牡蛎汤，抑郁呢，就用小柴胡汤。

但是现在的人常常虚实夹杂，寒热错综，既抑郁又狂躁，就是平时冷漠抑郁不搭理人，一旦暴怒狂躁起来，没有人能控制得了他。

柴胡加龙骨牡蛎汤是治什么？治郁燥症。你们要记住。

抑郁小柴胡汤，狂躁龙骨牡蛎汤。抑郁又狂躁，柴胡加龙骨牡蛎汤。

《神农本草经》讲牡蛎主女子带下赤白。

就是说这些水饮精华流失了，牡蛎可以封藏，就这一句话，就可以给你很强大的启发。

尿浊可以用牡蛎，带下不单是白带，腰带以下排出来的白浊，都可以用。

《名医别录》记载，牡蛎专主心肋下痞热。

所以肝囊肿，肝里长结节，你看肝，几个叶子，它就像什么？这肝的叶子就像壳。

胁下有硬结气，普通的硬结气，用陈皮、麦芽；重一点用橘叶、丝瓜络；再重一点，用郁金、香附；再重，气滞血瘀了，用三棱、莪术；再重就要用牡蛎了，因为它变成坚结了，不是气滞血凝了，要用海藻、牡蛎、白芥子这些气锐的药，将它刮开来。

所以普通毛草扫不掉，那就换塑料扫，塑料扫不掉，就换大竹扫，大竹扫不掉，就换钢丝刮，这个用药程度不一样。

《本草拾遗》记载，牡蛎主大人小儿盗汗，牡蛎捣为细粉，小儿盗汗扑在皮肤上面，他就不会盗汗了，它有助于皮肤的收敛。

如果阴汗，就是阴囊潮湿的汗，用牡蛎、麻黄、蛇床子跟干姜打成粉，最好能加马勃，这就是阴汗散。干姜、蛇床子、麻黄、牡蛎跟马勃这五味药，治疗阴囊潮湿出汗，扑上去就好，有奇效。

《药性赋》记录，牡蛎其用有四，男子梦寐遗精，女子赤白崩中，这两种都是生殖系统的漏精，牡蛎两个字解决了——涩精。

张仲景时代，碰到一些劳累的官兵，人劳累过度，晚上这个精关不固会流出来，第二天就没劲上战场，起不来或者没办法练功，然后就会吃桂枝汤加龙骨、牡蛎，吃完第二天，再疲劳都不会漏精。

荣卫往来虚热，便滑大小肠通。这个往来虚热，更年期的一些虚热，可以用牡蛎，它可以收；大小便滑，容易流走的，牡蛎可以让水土别走那么快，可以巩固。

《海药本草》记载，牡蛎治小儿惊痫，小孩受惊后长不大，就如有些鱼经过打炮惊吓以后，老长不大，或者头大身体小，这要么受过污染，要么就受过惊吓。

这孩子也是，昨天揭阳下面家具店的老板娘，带着她的孩子一起来。

现在就是她的孩子老吃不胖，我说："你家具店是不是在最繁华的地带？"她说："对。""是不是车水马龙噪音不断？"她说："对。"我说："你这孩子得了惊吓症。"她说："是啊，晚上莫名其妙就会蹬腿，然后发出一两声怪叫。"我让她赶紧买龙牡壮骨颗粒，孩子老是吃不胖，她家里的家具店千万都不止，但是多好的营养孩子都养不壮，因为吓着了。

吓着的孩子不怕营养多，你看有些人心宽体胖，只要心很顺的时候，自动相圆满，心一惊慌失措，自动掉肉。

所以龙牡这两味药，厉害之处在于能够镇静，受到惊吓以后就用它们去镇。

《本草纲目》又记载，牡蛎可以清热除湿，就是湿热下注证可以用它，龙胆泻肝汤加牡蛎，可以增强它清热除湿的效果。

《医学衷中参西录》记录，牡蛎入汤药，最好用生牡蛎。

用瓜蒌根跟牡蛎两味药打成粉服用，可以治疗妇女更年期综合征，百合病，口中干渴燥。

因为瓜蒌根又名天花粉，可以润燥。

牡蛎可以让人安静，它为什么能让人安静？它在泥土里头，有时候一天都不动的，这个定功精深。质重能让人安静。

《医学集成》记载，小便淋漓涩痛，牡蛎配黄柏打成粉末，每服 1 钱，用小茴香煮的汤来服用更好，因为小茴香可以入下元。

《千金方》记载，牡蛎跟鳖甲两味药打成粉，每次用酒送服一勺，治疗崩中漏下不止，以及身体包块不愈，就是各种癥瘕积块，这叫消块二药对。

张锡纯碰到一个少年，脖颈上长瘰疬，大到像茄子那样，连到耳朵，吃其他医生一百剂药都没好，家里人为了治病都穷到没钱拿出来，不但没有钱买药了，连煮药的时间都没有，为什么？因为每天还要工作，这时既贫又病，然后张锡纯就给他出了一招，让他每日三餐用汤水送服牡蛎粉，因为他胃口比较好，每次可以服七八钱。

一个月内结块消无芥蒂，全没了，这是好经验，既便宜又有效。

章次公的经验，治疗胁肋痛、肋间神经痛，一般用疏肝行气的药，有的时候病人痛会加重，立马改用牡蛎，一镇静它就不痛了。

看《得配本草》记载牡蛎的配伍。

牡蛎配贝母，可以散上半身的结。

牡蛎配杜仲，可以止盗汗，配麻黄根效果更好。

牡蛎配玄参，可以治疗一切瘰疬包块。

牡蛎配柴胡，可以治疗肝跟肠的疼痛。

牡蛎配大黄，可以消痈肿。

牡蛎配鳖甲，可以消一切胁肋的包块。

牡蛎配天花粉，可以治疗身体长壅结以后又干渴，有些糖尿病病人，身体长包块，你要想到牡蛎配天花粉，这是最好的。

高血压肝阳上亢，牡蛎要配龟板、白芍。

高热以后手抽动，要用大定风珠，牡蛎配生地之类的，养其阴血，柔肝息风。

睡不着觉，睡下去又醒过来，易醒，牡蛎一定要配龙骨，再加枣仁或者朱砂，这个就可以镇定。

一切的癥瘕积聚，无论是子宫肌瘤、卵巢囊肿、肝囊肿，还是甲状腺结节、乳腺增生，所有的肌瘤包块，用三棱、莪术、丹参、鳖甲、牡蛎这五味药都有效，消积五虎将，有些聪明的人，把这些药打成粉，放在家里，病人来的话，让其用米粥或醋服用，半个月至一个月包块绝对软下来。

牡蛎配黄芪叫牡蛎散，就是出汗停不下来，就用它。

牡蛎配龙骨、芡实、金樱子，晚上夜尿多，或者流精，它都可以固。

羌　活

羌活散风，除骨节治疼。

羌活是解表药，产于西北高原。

西北风沙大，所以羌活比较燥烈，羌活就是风药悍将。

什么叫风药？能够风行五脏六腑，十二经络，孔窍肌肉，无处不达。

现代研究称羌活对微循环特别好。

像前天下午，有一个建筑工人，他的手指节，麻木没感觉，我说加威灵仙、羌活这些都可以，令气血通达于肢节。

解表药都有一个特点，有助于微循环。

所以这个肢末，血气不到，你就要记得，要么桂枝，要么羌活，要么威灵仙，可以引气血达肢表，使它不怕风冷，使它柔软有力。

羌活能祛风湿。风里来雨里去的，体虚招染风湿，羌活胜湿汤是最好的。

突然间天气变冷或者过河淌水，或者下河洗澡浸泡太久，觉得回来流清鼻涕，颈又僵，用羌活胜湿汤，一剂就好了，这个是祛风湿。

止痛，哪方面的痛？后背腰以上一直到头顶的痛。所以头、颈、背、腰的疼痛，羌活都可以治。

解表，感冒初起，流清鼻涕，可以用羌活，因为它是辛温的，对风寒感冒流清鼻涕的效果好。

它有一个兄弟，叫独活，对腰以下的痛效果好，所以独活寄生汤治疗腰以下的痛，羌活胜湿汤治疗腰以上的痛。

所以有人说，颈肩腰腿痛，就两个方，初起的，用羌活胜湿汤，痛久的用独活寄生汤。上半身的，羌活胜湿汤；下半身的，独活寄生汤。

羌活极其强悍跟雄烈，把它打成粉，气味冲鼻，所以它能止痛，因为辛香定痛，像细辛、羌活、威灵仙都是极其辛香的，它们都可以定痛。

故而湿邪侵袭致全身酸软疼痛，头痛如裹，四肢发沉，风能胜湿，所以非羌活莫属。

古人讲羌活散风除骨节之疼。

羌活在古代还有这样一个美誉：祛肌表八风之邪，散周身百节之痛。

八风就是风寒、风湿、风热、风燥，还有从四面八方灌进来的风，从头到脚各种关节疼痛都可以用羌活。

所以要配定痛散的话，一定不要忘了加羌活。

有些老人，天气一变化，气温交替了，这个关节腔各方面伸张收缩不利，它就痛。

昨天下午还有一个菜馆的老板，他说他的母亲关节腔痛，我说"你母亲是不是很急躁？"他说："对，易急躁易怒。"这个用逍遥散。

"是不是天气变化加重？""对。"加羌活。

有的时候看病为什么这么潇洒，了然于胸？情志抑郁加重的，用逍遥散。天气变化加重的，必须用解表药，羌活、独活都好，联用效果更好。

还有个摩托车司机，早晨出来流清鼻涕，不断往下流。

我让他搞点肉桂粉、羌活粉跟胡椒粉，早晨起来兑在水里吃，觉得比较辛辣，就加点糖，喝一杯下去，连续喝三天鼻子就不再流清涕，鼻流清涕就用这一招，百试百效。

因为他要骑摩托车，风就灌进来了，风主疏泄，就鼻流清涕了。

我就用羌活、肉桂、胡椒这些辛香的药，在身体布一层金钟罩之气，邪气就进不来了。

吃这药粉的人，声音嗓门会比较大，病人说吃这个药粉，鼻子不流清涕了，回家嗓门都变大了，为什么呢？

因为辛入肺，肺主魄，肝藏魂。

这个魂藏于小指根部，为什么呢？因为小指对应封藏，藏魂的。

所以用拇指尖扣住小指根，使劲往里面握，天天使劲握，有多大力用多大力，有多久顶多久，这个就可以巩固灵魂。

握固功又叫龟缩功，就是把这个头一直缩潜藏到里面去，即最高的拇指收到最低的小指，而且是小指的根部，这叫什么？心肾交泰。

有些晚上焦躁睡不着觉的人，使劲练握固功，一定要用最大的力，然后坚持久一点，不要握一下就松了，效果不理想。

握久以后，真的是水火不侵，就是说天上下雨，或者天上暴热，都能够抗冷热。

刚才讲到魂，又讲到魄，魄要怎么练呢？就声音大，嗓门大，它就有魄有气魄。但这种嗓门大不是疲劳以后使劲地吼，那叫五劳七伤。

少年欲望少的时候，能把声音发洪亮，自然的一种长啸，所以辛能够让人嗓门大。

有一次我得到一个扁桃三药，就是余老师讲的威灵仙、白英、青皮。

白英好理解，可以解咽喉热毒；青皮也好理解，可以破气散结。

威灵仙怎么理解呢？一般人认为它只能治骨鲠，它还可以治疗病在喉，还有一条，重用威灵仙跟青皮，起到辛的作用，辛能干什么？辛能散，能够开喉轮，所以威灵仙、白英、青皮能开喉轮，喉轮一开，这些堵截就下来了，可增强肺活量。

唐宋以后治感冒的时方常常用羌活，比如说九味羌活汤、羌活胜湿汤，故羌活有非时感冒仙药之称。

什么叫非时感冒？就是不按时令来的，比如你今天去外面打工，洗一下冷水，鼻就塞了，肩膀就酸痛了，吹一下空调，头就沉重了。睡在巷子里贪图凉爽，过堂风一吹，起来头痛得不得了。

我们五经富有一位名医，在这个集市里，他就专治非时感冒。天冷或者雨淋，当地叫伤着水了，就是说出汗以后身体虚，汗没干，又去洗手，女的就闭经，男的就会浑身酸软，时间久的手指都屈伸不利，去他那里几剂药就解决了。

后来他临走前，我去见他，他把方子传给我，我一看，这不是九味羌活汤吗？就是九味羌活汤，以羌活为君药。

他说你看这个"羌"字，上面有两个眼睛，然后有一撇一直从眼睛到这个头，一直到这个腰，再到脚下来，中间三横，代表上、中、下三焦，从头到脚有头有脚有眼睛还有三焦，从头到脚的风、寒、湿都可以赶跑。

所以他对这味药特别推崇，治疗南方这些风冷风湿，出手就是羌活。

这是一个秘传，故称羌活为非时感冒仙药，要药、妙药你都听过，仙药真的很难找，羌活就是一个。

比如你在外面旅游突然间就鼻塞了，无论是什么情况，羌活粉一喝下去，再睡个觉就好了。

《神农本草经》记载，羌活主风寒所击。人被风寒击打了，羌活一来就助力了，汗出一身轻。

羌活又主女子疝瘕，即女子疝气、癥瘕包块。

桂枝茯苓丸可以破子宫肌瘤，也可以加羌活，羌活有助于破瘤破包块。

《药性论》讲，羌活能治虚邪贼风。

百病风气起因端，莫谓风气无相关。

风的特点，善行数变，在身体游来游去，这些疼痛，都是贼风引起，你赶不走它的，时而在肩，时而在背，这时可用羌活。贼是什么？偷偷摸摸，就是偷偷摸摸出现的一些病症，用小柴胡汤加羌活，就可以治疗虚邪贼风伤身体。

失音不语，即话讲不出来。有些人感冒以后鼻塞，有些人感冒以后耳塞，有些人感冒以后视力下降，有些人感冒以后咽喉讲不出话，每个人的体质薄弱环节都不一样。如果感冒鼻子塞，一般要用辛夷花，如果是咽喉说不出话了，可以加羌活。

多痒血癞，皮肤瘙痒有血痕，一搔一条条血痕，可以用羌活。玉屏风散加羌活，可以治疗荨麻疹。

手足不遂，遂就是非常顺，不遂就是手足不顺不灵活，所以中风偏瘫卧病在床，手足动不了，可以服一些羌活粉，可加快末梢循环，让手足有感觉。就手足麻木没感觉，别忘了羌活，它治什么？手足不遂，用羌活所愿必遂。

口眼歪斜，叫风瘫，风瘫就要用祛风药——羌活。

遍身痹痛，从头到脚痛的，无论颈肩腰腿痛，加了羌活，就有画龙点睛的作用，不用辨证，只要是遍身的痹痛，在一般的方上加羌活都有不一样的效果。

《药类法象》记载，诸肢节疼痛，各种肢节疼痛，通利诸节如神，要以羌活为主帅。

《药性赋》记载，羌活其用有五，第一，散肌表八风之邪；第二，利周身百节之痛，上文讲过了；第三，排巨阳肉腐之疽，巨阳是什么？太阳，就是表皮，表皮要腐烂了。这腐烂老不收口，邪气老要进来，羌活就把它赶出去。

所以十全大补汤加羌活，治疗疮痈溃烂以后流清水，老不收口现象，就是生肌化腐排脓汤，收口效果好。

原来《药性赋》有记载，排巨阳肉腐之疽。痈疽，痈就是爆满出来的，疽就是溃烂低陷下去的，凡低陷下去的，羌活就可以使其平复，就是太极的捆抟挤按，使身体正气膨满。

所以用羌活配合王不留行、路路通，再加四君子汤、四物汤，可以丰胸，可以美颜，就是让人丰满膨隆变大的，像这个馒头得到热气、热浪的熏蒸变膨满了。

比如说想让人笑脸如花，脸上丰隆膨满，就用桂枝汤，男的加四君子汤，女的加四物汤，再加羌活，就可以熏蒸膨隆脏腑。

把颅脑当作什么？当作面包，把五脏六腑当作熏蒸机，五脏六腑熏蒸机不够了，想要面包熟，首先要水，第二要火，第三锅盖要盖紧，然后加火，桂枝汤就是加火，八珍汤就是补水。

所以桂枝汤加八珍汤再加羌活，基本上就可以治疗瘦瘪脸、甲字脸，还有脸上有暗斑、低陷，就是周围瘦骨嶙峋不丰满。

面包得到水热就会膨隆，人得到阳气跟阴血就会胀满，这种胀满是增高拔节之象，如果你懂得这个，那痈疮于你而言就是小儿科了，早期用仙方活命饮，中期就行气活血，后期痈疮溃烂不已就补气血，让气血膨隆。

第四，除新旧风湿之症，无论风湿是刚开始得的，还是得了三年五载的，都可以用羌活。

第五，乃手足太阳经表里引经之药，经常腹泻，小肠不能泌别清浊，羌活奇效，羌活、苍术跟独活三味药就是治疗手太阳小肠经腹泻的特效药。

就是经常腹泻，用四君子汤怎么还培不上来，因为你培土却没植木，你看一个地方水土流失，除了培土外，还要种树、种竹子，培土就四君子汤、理中汤。种竹子就是肉桂、羌活，因为它们都可以入肝，让清阳上升条达。

如果单用理中汤，便溏不能完全治愈，那就用桂附理中汤，如果还差一点火，再加羌活，好了。

手太阳小肠经泄泻可以用它，清气在下，则生飧泄，羌活能让清气向上，飧泄遂止。

足太阳膀胱经，膀胱经主表，一切肌肤表面的疾病，别忘了用羌活，使破损的伤口有利于修复，风寒入的毛窍有利于解表。邪气侵袭，孔窍流清水，羌活有助于提高孔窍的卫外能力。

《本草经疏》记载，羌活气雄，有拨乱反正之君药之称，所以一身尽痛，头疼、肢疼，非此不能除。

你读了这句话，回家备羌活散，基本上这些劳伤、积伤、瘀伤都可以用。昨天晚上有一个拉石油气的人，把肋给拉伤了，我走过的时候，他问我怎么办？我让他买柴胡疏肝散，它管胸肋，当作岔气伤来治，再加点丝瓜络、羌活，这个方子一下去就可以显效。

《本经逢原》记载，风能胜湿，所以羌活可以胜水湿，老是漏尿，羌活就可以治疗。

羌活为风药，可以达巅顶之上，所以头巅顶疼痛、头面疼痛，用羌活配川芎，这个经验太好了，你们要记住。

经常有一些干体力活的人，他一来就说最近老没劲，干活没劲，有些还怕风怕冷，但是活又必须天天干。

这叫劳力伤寒，这四个字你们要记得，以前讲过夹色伤害，就是遗精、房事以后，遇到了风、冷水，伤寒入骨，要用到麻黄附子细辛汤。

那今天讲劳力伤寒，就是体力透支以后，又吹到风淋到雨，补中益气汤加羌活，补中有散，诚乃劳力伤寒之妙方。

就一句话，你最近疲劳过度了，但是又必须去应酬，必须去骑摩托车，必须去外面吹风，必须去工作，冒雨淋水，补中益气汤抓一剂加羌活，劳力伤寒之妙方。

再看《本草备要》记载，羌活主脊强反折。强直性脊柱炎有思路了，就是羌活这味药少不了。

羌活配金毛狗脊，这两个药是治疗强直性脊柱炎必用的，就是说脊柱督脉不灵活了就用它们。

有些学子说，家里老人走路一年不如一年灵活。

回去赶紧给老人配点羌活散，如果怕它太燥，就用大枣煮水送服，大枣可以补虚，羌活可以解郁，百病非虚即郁，生病起于过用，就是虚，百病皆生于气，就是郁。

所以百病非虚即郁，虚者以养其真，用补中益气汤加大枣；郁者顺其性，用羌活逍遥散。

在这里，你其实掌握了补中益气的思路，就是填补中焦跟疏肝解郁，畅达四肢，这种思维思路，治病立于不败之地。

再看《本草纲目》的记录，有一个人得了一种怪病，浑身关节痛、怕冷，晚上做梦，他梦到有一个神人跟他讲，只要吃胡王使者泡的酒就会好。这个人醒来以后，问胡王使者是什么？大家都不知道，然后他说那我再睡一觉，然后又睡回去了，又梦到神人跟他讲说胡王使者即羌活也。

他醒过来就去找羌活，用来煎汤泡酒，一吃就好了。

羌活酒确实很厉害，像劳累疲劳这些风寒所积，一吃就会好。

《外台秘要》记载，历节风痛用酒方，羌活、独活跟松节等分，用酒煮过，然后拿来饮，这个是可以治疗遍身历节风。

松节就通关节，羌活、独活去百节之痛，这个思路非常好。

曾经碰到一例关节痛得很厉害的病人，每个关节都痛，好多年了。

余老师就说用归脾汤。归脾汤不是女人常用的方子吗？治疗崩漏的，怎么用到男子身上？余老师说再加羌活、独活、松节，当时药房松节很多，用了50克。一剂药下去，病人觉得手脚没那么痛了能忍了，三剂药吃完复诊，好了七七八八。

羌活、独活、松节加上归脾汤。为什么呢？

因为风湿日久了，久病，无论外感内伤，只要日久必伤气血，归脾汤就归气血入脾，所以你以为归脾汤只是治疗崩漏带下脾虚力弱吗？它还可以治疗这个风湿久病，久病必要寻到脾肾中去治才治得好。

这个归脾汤就是谁？就是萧何，搬运粮草无人能及，那羌活、独活是谁？是韩信，百万之师攻必克战必胜，拔城像拔葱。那松节呢？松节就是张良，坐镇一方，运筹帷幄。所以这个方子是很厉害的。

就说上肢多风，下肢多湿。所以下肢病症大多是走路不利索；上肢呢，大都是这个痛走来走去，如肩周炎不舒服，吹风就加重，这是一般的规律。

所以上肢痛一般用羌活、防风、桂枝、白芷。

下半身呢，用苍术、干姜、肉桂配茯苓，这是肾着汤的思路。

一般治感冒，羌活可以用8～10克，治风湿关节痛，羌活一般要15～20克。

所以你说，你也用《百一选方》蠲痹汤，怎么痛就止不住，你羌活用3克，5克，8克，10克，力量不够，起码要20～30克的用，要记住啊，一吃下去它就会飙汗的。

这个羌活的案例非常多，几乎名医对羌活都爱不释手。比如说谢海洲医生，他治疗颅脑损伤后遗症，即脑里有瘀血，他发现用平常的血府逐瘀汤逐瘀血，或者通窍活血汤活血化瘀，没那么快，加点羌活就快了，有助陈年旧血瘀血的吸收。

谢海洲是治疗颅脑损伤的高手，治疗颅脑伤一定要看谢海洲的医案。

刘敏霞医生治疗偏头痛68例，总有效率十愈八九，秘诀是什么？秘诀就是羌活用到50克。严重偏头痛，羌活用到50克，其他药呢，像川芎、白芷、元胡、桃仁这些辅助的药，8～10克，3～5克都可以，但是羌活一定是50克，这是秘诀。

朱树宽先生的经验，中风后遗症，手脚不能动，他说治疗中风后遗症，羌活不可以用得过晚，黄芪不可以用得过早，不要着急，要把风先赶出去，要恢复手脚知觉跟颅脑知觉，因为颅脑控制手脚，所以用羌活，可以激活脑细胞使颅脑控制手脚的能力恢复。

经过数百例案例观察，在治疗中风的过程中，羌活真的是必不可少。

王幸福先生的医案，有个脱发的青年，22岁，用补益的药，七宝美髯丹之类的思路，吃了十五剂，发不脱了，可是它也不长，又拖了一段时间，发现这个头发往上长的力量不够。

然后王幸福老医生就坐在那里想，这个发要长，如同大地的草木，中医取象思维，草木要往上长，就是要有春风。

所以必须要有一股春生之气，所以他就找哪味药可以制造春风，想到防风，防风力量太弱了；柴胡呢，柴胡力量只到达额头；要达到头发上去的，羌活，风药悍将。

马上在七宝美髯丹之类的汤方里，加羌活25克，制造一股强大的春风，再服十剂，头上已经脱发的鸡蛋大小的一片，毛茸茸的细发就长出来了，密密麻麻，甚是喜人。后用此方做成蜜丸，连续服用，头发全部长出来，很是浓密。

此案取效之快，关键在于加入羌活，改善微循环，头发毛囊可以理解为血管的末梢，它可以增强末梢循环，羌活妙就妙在这里。

还有高天辉的经验，常人的脾虚泄泻，吃了参苓白术散还腹泻，手足无措，不知道怎么办？这时参苓白术散配羌活、白芷各9克，三至七剂就见效，就不会再腹泻了。

久泻多脾虚，古人讲久风入中焦，病常飧泄，羌活、白芷皆祛风药也。

风药能燥湿，燥湿它又能升。

脾宜升则健，所以用参苓白术散，但升清气功效还不够，加了羌活、白芷升脾气功效更强，胃宜降则和，所以保和丸就是降胃的。

掌握好升脾降胃，就很容易解决了。

李东垣还特别讲了，如果是脾胃力弱，非此引用不能行。就是除了这个药，很难将这脾胃下垂引上来，羌活可以抗衰老，为什么？提拔，让人有一股轻灵之气。

看《得配本草》中羌活的配伍。

松节配羌活、独活，酒煎治疗关节痛。

羌活配当归、川芎，治疗头痛。

羌活配金毛狗脊跟杜仲，治疗腰痛跟脊骨痛。

羌活配防风、白芷，治疗头痛。

羌活配细辛跟辛夷花，可以治疗鼻塞引起整个头晕痛。

羌活配合葛根，可以治疗颈僵。

羌活配桂枝汤，可以治疗风湿痹，关节炎。

羌活配养筋汤，可以治疗膝盖痛，鹤膝风。

羌活配五苓散，可以治疗水肿肿胀。

羌活配解毒的升麻、夏枯草，可以治疗暴发火眼，目赤肿痛，还有咽喉疼痛。

款冬花

🦋 款冬止嗽，降肺火之升。

款冬花冬天开花，可以叫它冬花。冬天属于水，肺属于金，它可以降金生水。肺火往上燎，而肾水一下去，它就顺了。款呢，是动词，是指到了，款冬花到了冬天就开花。款冬花蜜炙后，可以治肺气逆咳。

款冬花温而不燥，就是说寒咳、热咳都可以用，它是温和的。它能润肺下气，故而咳嗽咽喉痒，咳嗽停不下来就用它。

金溪园有一位阿姨咳嗽，她在外面治不好，回到家乡听说有个曾老师，特地找过来。

恰逢更年期，身体燥。我给她开百合、知母再加紫菀、款冬花，配合胸三药、四逆散，这个药喝完了咳嗽就好了。

当时就想到知母、贝母、款冬花，专治咳嗽一把抓。更年期肺燥用百合、知母，这个方子是很有效的。更年期人肺燥的时候，这个款冬花是止咳化痰的良药。

咳嗽很久都好不了，斩咳尾的名方，就是止嗽散，你可以加紫菀、款冬花。所以款冬花为治嗽要药。

凡一切咳嗽，无论外感内伤，寒热虚实，新久难愈，皆可用之。无论哪种咳嗽都可以用它。就是这个款冬花治咳嗽是不用辨证的，所以它成为要药，非常紧要。

如果肺寒呢，加紫菀。紫菀以祛痰为主，款冬花止咳平喘。二药可以互补，所以痰喘就用此二药。

我在灰寨跟一位老先生学医的时候，跟他抄方，他号称治疗脾胃病跟肺系咳嗽的高手。每逢碰到肺系咳嗽，初起咳嗽的就是用常规解表的药，紫菀、款冬花。久咳的，参苓白术散加紫菀、款冬花。效果顶呱呱，反响非常好。

有一次碰到一咳嗽的病人，坐在凳子上一直咳咳咳，讲话讲到一半他就咳，然后老先生说不要讲了，少讲话。给他开参苓白术散加紫菀、款冬花，一剂下去就不咳了。土不生金，久咳脾虚大便不成形，老咳。然后叮嘱他绝对不能碰三样东西：凉果，冰冻饮料，还有海鲜。这个是咳嗽的案例。

《神农本草经》记载，款冬花主咳逆上气，忍不住咳逆上气，叫慢性咽炎，用玄麦甘桔汤。有些慢性咽炎还伴咳嗽，用玄麦甘桔汤加款冬花。

善喘，一个人动不动就喘，款冬花能止咳平喘。喘一般发于肾，所以我们用六味地黄丸加款冬花可以治疗平时老是喘的情况。

喉痹，咽喉堵塞。痹，不通也，不通则痛，所以咽喉痛的不得了，用半夏厚朴汤可以加款冬花，开喉轮。

诸惊痫，各种惊慌失措，癫痫，用款冬花。奇怪，癫痫不是要治肝嘛，诸风掉眩，皆属于肝。为什么用款冬花去治肺呢？

肝气向上走，向上窜，叫上气，属于木。所以我们要找降气的，降气的属于金，金主降。肝是东升，肺是西降。这也是一种对攻疗法。觉得肝火好旺，肝炎，就用点降肺的药。

有一次碰到一例肝炎病人，转氨酶超高。我们来展现一下中医用医理治病，就用枇杷叶80克。病人一吃转氨酶就降了，当时欣喜若狂。

有这么好的经验，我们就不用纠结转氨酶要用五味子降酶，还是要用茵陈、栀子，还是利尿退黄的金钱草，不！我们只要懂得理论，木气太亢了，都上炎了，那么我就用天来治。肺法象天，就治肺，枇杷叶，痰啊火啊，统统都降下去。小便也通利，枇杷叶、槟榔可以下十二经之气水。为什么？

降金生水，水就可以润燥。木条柔以后就不上火啦。所以重用枇杷叶可以治疗脂肪肝、肝硬化，可以治肝炎转氨酶偏高，可以治疗肝胆结石，可以治疗肝胆痰浊阻滞。

任之堂的药柜子里枇杷叶是最多的。老师对便宜效果又好的药，那真是爱不释手，非常重视。

通过降肺气治疗肝炎，而不是用降肝的来治肝。比如说你用降肺的，相当于天降雨。你用平肝的，相当于地上救火。救火要从天上救，这个效果很好。水是从天而降的，就这样去理解枇杷叶降肺法，五脏六腑之炎症皆少不了它，连肾炎也不例外。

肝气往上冲的癫痫，降肺，肺气肃降，诸经之水莫不服从而顺行，出自《医门法律》。各经的精水没有不服从而顺行的，所以这些痰，水饮都往下走，就不抽搐了。

老师认为一个人经常激动，要吃降金生水的枇杷叶、款冬花。他不一定有咳嗽，但是容易激动上亢的，就用枇杷叶、款冬花。不一定是咳逆上气，激动上气也可以。

有人说他没有咳嗽，不能用款冬花，那你就小看它了。

其实只要上气了，动不动就七窍冒烟，就可以用款冬花、枇杷叶，可以降服七窍冒烟，你们要记住。

最近口苦咽干目眩，服用小柴胡汤发现稍微好一点，加枇杷叶30克，款冬花30克，全好！为什么呢？

肝火，用调肝的药降不了的，你就要调肺。肺的位置比肝更高。

《名医别录》记载，款冬花主消渴。它为什么主消渴？咽干口燥，咽喉属于肺所管，降肺它就滋润了，焦虑消渴的可以用它。

《药性论》记载，款冬花可以疗肺气心促急，肺心病一咳嗽筋脉拘挛，痰饮，用小青龙汤加款冬花。

热乏劳咳，就是一个人疲劳之后，又虚热，然后又喘嗽。可以用款冬花配合栀子淡豆豉汤。咳嗽睡不着觉的，用栀子淡豆豉汤加款冬花。

有人说："我睡不着，还失眠。""那你失眠有什么症状？""就是老咳嗽。"好，失眠用栀子淡豆豉汤或者酸枣仁汤，咳嗽加款冬花。

连绵不绝，涕唾黏稠。涕唾黏稠，而且色白的，怎么办？

色白用四君子汤、六君子汤。如果涕唾黏稠，黏稠可以用瓜蒌仁、全瓜蒌、款冬花，哪里来的？

《药性论》讲，款冬花主涕唾黏稠，涕唾白，色白一般属于寒。就要用健脾的药，培土生金。但是它黏稠，黏稠一般缺水，它慢慢要化火了。那么我们就要用瓜蒌仁、全瓜蒌或者款冬花去稀释它。

如果单是白痰，清稀样痰，六君子汤一吃就好。如果是黄稠痰，小陷胸汤一吃就好。如果是白痰又黏黏的，那四君子汤加全瓜蒌、款冬花稀释黏痰，桔梗排痰，这是经验。

老师在营盘村治病的时候，碰到一名医生，他的爷爷老咳白痰。如果他的痰是清稀的，我就用小青龙汤；如果痰是黏稠的，我就用六君子汤加全瓜蒌、款冬花、桔梗。

老爷子是每年必咳的，今年治好了就不咳了。

肺痿、肺痈吐脓浊，也可以用款冬花。那等于现在的什么？烟酒综合征，抽烟喝酒多了，肺伤了，脓痰，油烟。所以款冬花是"洗油烟机"的药。人体的油烟机就是气道。所以平时可以煲点款冬花茶。如果读书人读到气血交蒸，激动上气也可以用这个。

《日华子本草》讲款冬花润心肺，益五脏。凭什么说它益五脏？只要吃升的药，白云朝顶上，它就可以让人脑子灵通，像补中益气汤。你吃降的药，比如六味地黄丸，可以让五脏精水饱满。那款冬花呢，款动花就是甘露洒须弥。再配合六味地黄丸可以将精水从肺里送到五脏六腑去，这个款冬花有润益五脏的作用。

《本草蒙筌》记载，款冬花泻肺火，定喘促，疗惊悸，去邪热，除烦渴，洗肝目。肝主目，目睛黄赤痛，可以用款冬花。咽干口燥也可以用它。

《本草分经》记载，能使肺经之邪从肾与膀胱顺流而出者，款冬花也！就是肺火旺又有尿道炎，用款冬花、枇杷叶。因为肺为水之上源，源清流自洁。尿道炎不是尿很浑浊、黄赤、涩痛嘛，那我就降肺。你不要说怎么老是用泽泻、薏苡仁治尿道炎不理想，加款冬花、枇杷叶效果佳。

《长沙药解》记载，款冬花，疏利咽喉，洗涤心肺并擅长润燥。咳嗽瓦裂作响，就是这个燥，燥则破绽有声，用清燥救肺汤加款冬花。

有人讲膝盖骨老是咔咔响怎么办？《黄帝内经》已经告诉我们，肺主治节。所以呀，要降肺，降肺可以润百节。我们就可以用一些仁类药，凡仁皆润，杏仁、火麻仁、松子仁、柏子仁、加款冬花，润到各个关节去，使关节滑液充足，精水饱满，摩擦就会少，它就不会咔咔响。还可以加一些通百节的药，如松节，再加款冬花就可以降肺气，润百节。

《药品化义》记载，款冬花一物两用，怎么两用呢？它首先顺肺气，第二个又可以清肺中血。咳逆上气又痰热有点黏稠的，甚至痰有点腥臭可以用它。

《本草衍义》记载，有人咳嗽多日，老是不好，药吃得她都心灰意冷了。真的名医不治咳，治咳容易丢脸面，因为咳关乎五脏六腑，好难治。然后她又是一个烟鬼，烟又停不下来。

有一个医生就让她到一个没风的地方，把款冬花卷到烟里抽。抽烟来治咳嗽，这是古往今来第一例。然后要吸满口，半抽半咽下去。嘴巴吸进去，从鼻子吐出来，要求还很高。诶，一天天减轻，数日痊愈，好了！

余老师在《一个传统中医的成长历程》这本书中讲到，太爷治疗咳嗽用指甲剪了放在烟里抽，指甲通肝气。呛到岔气，指甲可以通开来，款冬花也是。

《太平圣惠方》记载，紫菀散治疗久嗽不止。紫菀配款冬花各3两，打成粗粉，每次服3钱，可以加一点生姜，煎来温服。古人用两味药就可以治咳嗽。

《医学从众录》有一个款冬冰糖汤。小孩子老是咳嗽，小孩子的肺更嫩，款冬花要加冰糖。因为小孩子脾常不足，而糖属于中央土，可以培土。款冬花加点冰糖一起放在茶壶里泡茶喝，小孩子的咳嗽就会好。

有一妇人老咳血，冬天一受冷咳嗽就加重，咳血就来了。后来医生建议她用款冬花30克泡茶，加点冰糖，频频地饮，第二天就好了。

所以款冬花冰糖茶，这个你们要记住，平时老咳嗽不好的，就喝款冬花冰糖茶，效果不亚于川贝雪梨。川贝雪梨还凉一点，款冬花是温性的，更适合素食主义者。

读书人常跟中医很有缘分，有一个诗人叫张籍。当时既贫又病了。贫无达士将金赠，病有高人说药方。他贫穷的时候没有人给他送钱，但是他生病的时候就有人跟他出建议开方子。他家庭贫穷，体弱多病，平时容易咳嗽。

他看到一名老僧在采药，老僧就拿一种草药，看着这个病弱书生像林黛玉一样，然后说此药名款冬花，春秋采摘最为佳，善治咳嗽效果好，药到咳止，屡用屡效。

张籍他就当做耳边风，没有认真记在心上，直到有一次他感染了风寒之后咳嗽不止，又没有钱买药，不断地咳，书又读不了，心急如焚，一筹莫展。真是闲时听急时用，他平时心闲的时候听老僧讲的，急时就用了。

张籍突然想起僧人说过款冬花治咳嗽效果佳。马上派人到老僧采过的地方去采，然后一吃咳嗽减轻；再吃，咳嗽全好。

《得配本草》记载，款冬花最喜欢得到紫菀，叫得紫菀良。得到紫菀就配合得非常好，通治一切咳嗽。

款冬花配杏仁，可以治疗咳逆上气。

款冬花配百部，可以治疗痰热，也就是咳的痰好热好黄。

款冬花配贝母、牡蛎，可以治疗痰结，痰结成一块块的散不了情况。

款冬花配辛夷花，可以治疗鼻塞。

款冬花配黄连，可以治疗口舌生疮。

款冬花配桔梗、甘草，可以治疗咽喉不利。

款冬花配荆芥、防风，可以治疗咳嗽咽痒。

款冬花配紫菀、荆芥、防风，治咳嗽咽痒特效。

款冬花配麻黄、细辛，可以治疗咳嗽痰白，射干麻黄汤就是它的引子。

痰热黄稠，款冬花要加桑白皮、知母、贝母，叫款冬花汤。痰白，要加细辛、五味子、干姜。如果痰中带血，款冬花就要加百合，叫百花膏。

第 110 讲

独　活

🌿 **独活、寄生理脚膝之风湿。**

独活，辛温之品，可以入骨搜风。

有些人的腰部因睡凉席、吹空调、喝冰饮后，老是走窜痛，走路按着腰，扶着腰的，早上起来腰弯不了的，用独活。独活 5 克打成粉，然后泡水喝。现在有独活的颗粒，打成粉直接冲在热水里直接可以喝的。喝了会觉得后背微微出汗，等一下腰就松了。

曾经有一个养羊的大叔，他的腰部拉羊的时候闪到了。当时我就想试效，让他用这个独活 10 克煮水，一半水一半酒，然后喝下去，一次就好，第三天就没事了。对于下半身的微伤、扭伤、岔伤，独活水酒各半煎，10～20 克都好。

独活解表之力不如羌活，但是祛风湿以及通经络止痛的效果却要强过羌活。独活入足少阴肾经，肾主骨，骨头痛，特别是骨刺，少不了独活。

庵背村的一位老年人疼痛，放电似的痛到脚跟。我让他买独活寄生丸，吃了三盒就不痛了。因为独活寄生丸里有补益的寄生、人参、当归，把气血补足。这是撑法，让它撑起来，像太极的掤捋挤按，使人体的气血膨起来，里面还配有独活、秦艽把风寒散掉。独活行骨搜风止痛，可止骨痛、少阴痛。

最明显的就是吃了这个药丸，睡一觉起来就不痛了。对于骨刺疼痛非常有用，你们要记住独活寄生丸。

还有肾虚牙齿痛。有一种牙痛，满嘴牙都痛。怎么办？骨碎补可以用，可是骨碎补止痛的效果还没有独活厉害。所以用骨碎补加独活，对于虚火牙痛非常有效。如果虚火隐隐作痛，单用骨碎补就好。剧烈痛加独活、细辛，有些还加白芷，为什么？牙龈肉也痛，归阳明脾胃管，白芷入阳明。

肾虚牙痛，骨碎补、地骨皮、白芷、独活，各10～15克都好，无有不效。

如果你看到药店里有人写二活各10克，什么叫二活？二活就是羌活、独活，两个药都能够干什么？都可以让气血活起来。

现在研究认为羌活、独活可以当活血药用，用于跌打损伤。可明显增加微循环，像桃仁、红花、当归、川芎是增加小循环跟大循环的。而羌活、独活能解表使气血在皮毛之间可以发汗，增加微循环。所以在跌打药里把它们加进去，可以防止破伤风、跌倒后再得感冒。

《神农本草经》记载，独活主风寒、金创、止痛。北方天气冷的地方独活好用，但现在南方也用的多，为什么？因为夏天的时候大家贪凉饮冷。

金创，无论是摔伤、打伤、金属割伤、撞伤，都可以用独活。但是老师对金创还有一种理解，金，硬碰硬，肃杀之气。所以爱与人较劲的叫刀兵相向，里面就有金创啊！金创，以念头为刀戟，相互争斗。

有些人见面你碰到她衣服一下，她就瞪你一下，睚眦必报，眼焰神似刀。金创，所以情绪上面复杂不定。那我们用逍遥散加羌活独活治什么？治"怀恨在心"四个字。

情志不畅，今天有点不开心，用逍遥散。可是他这个不是不开心，他是嗔恨，恨得咬牙切齿，这样的人社会上比较多。遭遇不公以后对社会愤愤不平，恨，恨之入骨。入骨要寻骨风，搜骨风，用羌活、独活。还有郁气呢，用逍遥散，逍遥散加羌活、独活可以治满肚子恨和怨。这是从《神农本草经》悟出来的。

《名医别录》记载，百节风用独活，虚邪贼风用独活。如果是风痛初起，你就独活配风药。风痛日久，独活配补气血药。像八珍汤或者十全大补汤加独活，就可以治疗年老风湿。羌活胜湿汤、蠲痹汤加独活就可以治疗初起风湿。要记住这个口诀：初起风湿，发汗解表。久病风湿，补气养血。

《药性解》记载，无论新旧风湿，颈项难伸，腰背酸痛，四肢拘挛，五脏痿弱，皆可用独活。

独活，颈项难伸可以解，腰背酸疼可以解，腿脚痹痛可以解，上、中、下三部的风寒湿都可以解。

《药类法象》记载，独活为足少阴肾经的引经药。这个独活，若与细辛同用，专治少阴经头痛如神。

独活又名独摇草，就是说有风它可以定住不摇，无风它可以轻轻摆。痛之入骨的头痛，需要独活配细辛，它们是入骨的神药对。

《本草乘雅》记载，独活祛风。动摇万物者莫过于风，独活就能够伏风。一个人摇头或者抖脚或者不安，身体在颤，有风，就可以用独活。

四君子汤加独活，四君子汤培土能够固木，独活祛风可以稳定木，四君子汤加独活可以治疗各种抖动症。

有些人说话紧张，嘴唇在抖，情不自禁紧张，回去吃四君子汤加独活，因为脾开窍于口。

老师治疗一例快速动眼症。一般人眨一下，他的眼睛要眨五下，眼皮情不自禁眨得好快。我们按中医理论治来试试。

中医认为肝开窍于目，肝藏血，血足则肝木条柔，所以用四物汤。血虚风动，血实风灭。四物汤养血，眼睛不停地在抖动，不是有风吗？防风、木贼草、独活、荆芥，几味风药加上。

吃完后就没那么颤抖了。别人眨一下，他最多眨两三下。

还有一些人走路摇头晃脑，帕金森，头不断地在颤。不要紧，用葛根汤治颈，再加独活定他的风。还有手不听使唤地抖，用桂枝汤稳定他的心脏，加龙骨、牡蛎再加独活。

还有腿，跷起二郎腿在抖，抖动乃风木之象，柴胡龙骨牡蛎汤加独活就可以伏风。

还可以治癫痫，你看癫痫大发作，通身都在抖，平时就可以服用定风的独活、天麻之类的药。

《药品化义》记载，独活宣通气道，自顶至膝。这八个字要记牢。宣通气道，从头顶到膝盖。你觉得干活时吸气不够，纳气不足，独活有助于气沉腰腹（腰部、腹部），它宣通气道，从头部到膝盖，膝盖下面老觉得没力气，独活加熟地，膝盖就有力了。

气息不入丹田，独活加沉香，就入丹田了。老觉得气闷在胸中，独活加枳壳，气就散开来。老觉得气在颈部不舒爽，僵紧，独活加葛根，就松了。

如果觉得头困重，好像乌云盖顶，独活加桂枝就散出去了。头重如裹，独活桂枝，这些都是非常好的药对经验，出于哪里？独活宣通气道，自顶至膝，从头到膝盖的这些风痹都可以用。

还有治疗偏瘫痿废，双足麻痹，不能动摇，非此莫能效。记住，动摇太过了用独活。为什么？它有风不动。你完全痹痛了，走不了了，也用独活，无风自摇。独活有双向调节之功。

独活可以治疗中风偏瘫后遗症，痿痹，手脚都没感觉，独活可恢复知觉，为什么？它通风，风气能生万物。所以补阳还五汤加独活，可以刺激神经生长。

现在要找有助于微循环和神经生长的药，你就找能入骨的，再找能解表的，就是独活啊。解表可以增加微循环，入骨有助于神经的生长，因为万物皆生于骨头、水。

独活其功有二：第一，诸风掉眩，颈项难以屈伸，它可以治；第二，诸寒收引，腰脚不利，它可以治。

有人问我，颈肩腰腿痛有没有秘诀，传一传？

当然有啦！独活一味药就是秘诀。诸风掉眩，颈项难以屈伸就用它。诸寒收引，腿脚不利索也用它。所以从顶至膝盖乃至脚踵无论是风还是湿，独活都能够治服。

《本草经疏》记录，独活气细，气非常细，而羌活的气是比较雄的。羌活是风药悍将，独活更是尖锐部队，深入不毛之地。羌活是大发散，独活是金刚钻，钻到深层次去。所以风湿久痹，非此物不能除。太阳表证初期就可以用羌活，风湿久痹可以用独活。人家称独活乃君相之药，非柔懦之主。

《千金方》记载，如果牙根部一动就痛，松动痛，生地、独活各3两打成粉末，用酒泡了拿来含，可以咽一点点下去，这叫牙痛酒。想更有效果可以加一点细辛、白芷，能够通窍止痛。

《小品方》记载，一物独活汤，产后中风，生完孩子以后被风吹到了，手脚痹痛。用独活3两，水酒各半煮，服用，就会好。

《千金方》还记载，人坐在船头吹风，面僵硬了，舌头都动不了，被风吹久了人会麻痹的。用独活3两，生地1升，竹沥1升，然后煎取服用。利用竹沥祛痰，生地养血，独活祛风之功效。这三味药，主风伤于面，齿舌不利，牙齿舌头不利索。

有些人到外地受冻了，回来讲话吞吞吐吐，不利索。是痰跟风包裹在一起，用竹沥、生地、独活，可以恢复音声流利。

《千金方》还讲，腰背痛，用独活寄生汤。

肾虚久卧湿地又吹风，不及时治疗，痹入腰膝，偏枯冷痹，服独活寄生汤。本身疲劳又坐在风口，就要服独活寄生汤。

有人到外面去工作生活，最近比较疲劳，腰酸腿软，可是工作任务又重怎么办？服点独活寄生汤下去以后，人抗风邪的能力就加强。

名老中医王士福先生在《治痹之秘在于重剂》中提到，无论痹证痛到多厉害，只要舌苔白或者滑腻的，加独活一味，30～60克都可以用。既有强大的镇痛之效，又有熏蒸化舌苔腻滞之功。

一个人风湿关节炎痛的不得了，一看舌苔滑腻或者水滑白的，独活30克、50克都可以用，既有神效又无不良反应。

比如一个西安市的市民，常年做小生意，卖面皮，起早摸黑，沐雨淋水，患下腰腿痛，一变天腰僵硬板直，都没法弯下去打面条了，不得已停止经营。

找到王医生，王医生就给他开独活寄生汤。独活用到45克，寄生用30克，其他都是普通剂量。结果一周后复诊，好了。腰腿痹痛到活都干不了，就吃独活寄生汤。

可是有些人说自己也用独活寄生汤，但是收效甚微，那是因为你用独活寄生汤，你的独活是10～15克，所以见功见效不够猛。治疗顽固风湿痹证，一般要30～50克，当然腰只是稍微有点不利索，可以用8～10克。但是他已经不能干活了，就用40～50克。

有一位专门研究肝病的医生，他发现大量肝病后期的人都有胁痛，即肝炎后期胁痛后遗症。他用四十多例来做实验，凡是在普通的柴胡疏肝散加独活10克、20克，可以治疗胁顽固痛。普通的痛一般用到5克、6克，胁痛应手而愈。四十三例有三十九例治愈，好转的有四例，治愈率达到九成。

有些人生气，气胀肝炎、脂肪肝，老觉得胁痛，独活可用到5～10克。无论加到逍遥散、柴胡疏肝散还是四逆散中，通络止痛祛风效果都好。但是要注意，如果咽干口燥，舌红少苔，阴虚者，要加当归、生地去育阴。

看《得配本草》记载独活的配伍。

独活配生地，治疗水亏火旺牙痛。

独活配细辛，治疗少阴头痛，痛之入骨。

独活配枣仁、巴戟天，可以治疗膝盖筋骨痛。

独活配丝瓜络、柴胡，可以治疗胸胁痛。

独活配葛根、丹参，可以治疗颈背痛。

独活配当归、白术，可以治疗肌肉酸痛，因为当归入血，白术入肉。肌肉酸痛，独活配当归、白术。

独活配牛膝，治膝关节退行性病变。有个独活汤，方中就是独活配牛膝。

独活配桑枝、桂枝，可以治疗肩周炎。

独活配杜仲、寄生，可以治疗腰骨质增生。

独活配人参、黄芪，可治疗大气下陷，筋骨疼痛。

独活久煎后趁热来含，可以治疗牙痛。

独活配续断、骨碎补，可以治疗骨伤后遗症疼痛。

独活配威灵仙，可以治疗通身上下各个部位的痛。所以它们是痛症克星。

独活配补骨脂，可以治疗哪种痛呢？中老年人骨头滑液减少以后，骨与骨之间摩擦这种痛。就是说老人变矮了，矮了要干什么，要补气，要补骨油。

有人跟我讲，怎么天天一万步，越走骨头越痛。先吃点补骨脂、火麻仁、独活的药粉子，或者六味地黄丸、补中益气丸，把身体搞满壮了再去运动就没事了。

气足以后久动不疲，气虚以后稍动即痛。气虚的时侯你就要崇尚黄老无为之治，清静无为，练太极养生站桩。气足以后才可以挥汗如雨淋漓尽致地干活，干得热火朝天，打功夫打的声震寰宇。那是气足以后的虎豹雷音，这种龙吟虎啸，是气足以后自发的，不是勉强的。

桑寄生

🦋 独活、寄生理脚膝之风湿。

上堂课讲了独活，几乎每天都可以用上。因为很多人都有风寒湿，很少病不具备有风寒湿特性。游来游去漂浮不定的就是有风；局部疼痛不肯转移的，大多是寒；困重不堪的大多是湿。风寒湿，用独活。一药而三邪俱服，独活而风寒湿皆祛。

现在看桑寄生，它寄生在桑树上。两广地区比较多，它是甘甜平和的。这个桑树上的寄生已经很厉害了，可是没有杉树上的厉害。

五经富人在孩子发育变声期的时候，怕孩子骨拔节不太好，就是长得不够完美，就会熬桑寄生、杉树寄生这个汤给孩子吃，孩子的发育就会更好。它有助发育的作用。

凡有助发育的药大多补肾，补肾的药大多延年耐老。桑寄生真的太平和了，平和到什么程度？孕妇肚子中的胎儿多动，桑寄生就会稳定胎儿。为什么能稳定呢？

张锡纯观察到寄生牢牢地系在树上，就像胎儿牢牢系在母亲身上，像一个绷带一样不会松的，所以它可以稳定经脉，桑寄生稳定经脉，那不得了！

如果你现在研究桑寄生茶，桑寄生茶真的可以在养生界兴起一股热潮。

它不是贵重的冬虫夏草，也不是救命于濒危的人参，更不是壮阳通天的鹿茸，但是它有独到的作用——稳定脏腑结构。

那哪种类型的人需要稳定？我们看它治疗的人群。

有脏腑结构经常受到撞击的，如开车的司机。开车的时候一看到有交通事故，立马刹车，身体往前一冲。好像没撞到方向盘，但体内已经震荡伤了，血溢脉外。反正就是有人开长途车，劳损了，就是很不舒服，身体亚健康，也不知道什么原因。脏腑内震荡伤，这时就服用桑寄生茶，它就可以理内伤。

还有哪种人容易震荡伤？拳击手，因为他们要追求极速，还要对练，时不时挨打、挨揍、倒地，虽然抗击打能力很强，但是难免不震荡伤。

为了将震荡伤的后遗症不爽的感觉消掉，平时可以泡点桑寄生茶，修复脏腑经脉震荡伤。

还有哪种类型的人？训练非常高强度的士兵、杂技演员、吊钢丝拍戏的、动作巨星等人群，还有航天员及经常坐飞机的。

再就是快递行业。打电话送货，上下货惊慌失措，然后搬东西太重了，很容易岔气。

以上人群可以喝桑寄生茶，补肝肾，强筋骨，稳定脏腑。

你把一味药物对治的人群范围理顺了，你真的用这味药如神，可以充分发挥好这味药的作用。

这个稳定脏腑的作用，你要知道，取它牢固的特性。

平常植物一般根要扎在土里才可以吸收营养活过来，但是桑寄生上有风露滋润，下有桑树的精气滋养，不沾一点泥土便可生机盎然，所以它有养血脉于空虚之地的美称。就是说那些血脉不通的它可以治，因为它是藤类窜来窜去的，软藤横行筋骨中，不断地绕。人体的血脉就是不断地绕，你看这些脏腑，不是被血管包住吗？像树根一样。那么脏腑缺血是不是用它？对了！

人的大脑被无数的血管裹绕，才可以聪明伶俐。智力衰退怎么办？核桃配桑寄生，让健忘减轻。

你看这眼睛解剖开来全部是视神经、视血管，满满的像老树缠根一样。

桑寄生配枸杞子、五子衍宗丸，吃了有什么作用？目暗生光辉。可以让目光明，晚上眼睛更好用。开夜车的人，晚上开长途车的人要服用这个，有助于视物。

还有舌头，舌头要做多灵活的动作，能吃饭讲话，还要清晰。要多少神经血管去络属它，联络它，要四通八达。菖蒲加桑寄生，可以让音声伶俐，语言耐久。

还有脊柱后背，你看整条脊柱下来，五脏六腑都通过神经血管"挂"在脊柱上面，像网线一样一把一把的。桑寄生有助于增强脊柱的络属功能。

强直性脊柱炎常会用到桑寄生、金毛狗脊、杜仲，走路腰背僵硬的，用完腰背就灵活了。

这个脊柱炎会用到桑寄生。因为桑寄生沿着桑树的大枝干走，走人体脊背，而桑枝本身又可以通四肢。桑寄生可以通脊透肢，脊就是脊背，肢就是肢节。

还有肝炎。比如说肝缺血，嘴唇煞白。不要紧，肝的血不够了，用四物汤加桑寄生，可以让肝脏缺血胆小的都旺起来。

还有心肌缺血，你看冠状动脉，环心像官帽一样通过去，有不通的，要搭桥了，及时知道服桑寄生、鸡血藤、茜草、丹参这个茶水，可以免搭桥。把冠状动脉都通开来，因为联络脏腑，血脉靠的就是血管，而藤类联络桑树上下，藤可以联络上下。

还有胃下垂，就要治脾肾，用补中益气汤，可以将胃提起来，加桑寄生就可以稳固。

你去砍竹子发现竹子砍好了，太多了，抱不回去，怎么办？找根藤把它一捆绑，就稳住了，就不会松松垮垮。桑寄生就能稳住脏腑。

桑寄生汤是老年人的绝佳饮品。老年人基本都筋骨萎缩，脏腑下垂，关节手腕都不牢固，使劲扯一下可能就脱臼了，所以服侍老人不能大手大脚。

子宫、乳房、胃、肾、眼睑都下垂的，桑寄生可以把它们重新"绑"起来，绑起来缚上去，叫固。

桑寄生其性固，固可以固胎元，固组织，固脏腑，固经络，固七窍。

在一些脱肛的病人身上用桑寄生，一般医生看不懂。肾主二便，主下元，下元都亏脱了，那桑寄生就把下元"系"回去，这个是一般医家很少用到的。

桑寄生有安胎之效。系在树上有袋子之象，同气相求，所以它配合胶艾四物汤，可以很迅速地将胎稳定住。

《神农本草经》记载，桑寄生主腰痛。杜仲、桑寄生、续断三味药治腰痛如神。这是老师以前跟一位老中医学到的腰三药。反正只要老年人扶着腰来，腰脚酸痛，腰膝关节不利索，杜仲、桑寄生、续断加到哪个辨证方中都神效无比。因为这三味药煮了，腰就会舒服，第二天起床腰就会柔软一点。

我曾经碰到一个小孩子，他吃饭腰都弯不下。我问家长孩子是不是经常睡凉席？他说对了。我让他赶紧把凉席撤啦！再弄点六味地黄丸、桑寄生、巴戟天、黄芪煮水喝，一服用下去，腰就能摇来摆去，不然像冻僵一样，这叫冰冻腰。老睡凉席，小孩真是有口不能言，家长不知道，他也觉察不到，反正就是腰脊板结。

凡板结冻结者皆寒气也。那么桑寄生要配巴戟天温阳的，壮肾阳；配肉桂，启动命门。阳气一足，腰就柔软啦。

再看，桑寄生能治痈肿。很奇怪，痈肿不是热毒吗？桑寄生微微带有一点清热作用，更重要的是什么？它是藤类药，它可以通，加强代谢，而且它是补肾药，可以生发。既可以生发心血，又可以通络，将这个毒败掉，非常适合痈肿中后期。

桑寄生安胎，代表方为寿胎丸，出自张锡纯的《医学衷中参西录》。

充肌肤，桑寄生寄生在桑树的表皮，所以一些顽固皮肤病屡治不愈的，别忘了桑寄生。如带状疱疹等，就是说痛起来像电一样窜来窜去的，像一条条藤一样，坐骨神经痛，还有皮肤牵扯痛，可以用桑寄生。

《神农本草经》讲，桑寄生可以坚发齿，长须眉。就是说很快成为须眉男子、巾帼英雄，让人茁壮成长。坚发齿，使头发跟牙齿变得坚固。它在生发方面的作用比较好。

《名医别录》记载，桑寄生去痹，痹是痹证、痹痛。首先是因为它本身能补肾。第二，它是藤类药。藤能通，通则不痛。通则无痹，它可以去痹。

桑寄生可以治产后余疾，下乳汁，产后各种病就是肾虚，然后桑寄生可下乳汁。

《药性论》记载，桑寄生能够治疗漏血。桑寄生可止女子崩漏。

《日华子本草》记载，桑寄生助筋骨，通血脉。就是说筋脉伤，打球时骨折伤、车祸后期，骨头坏死了，怎么办？

骨碎补、杜仲、川续断，再加补骨脂、桑寄生。这几味药对于骨头坏死，还有骨伤后遗症效果非常好。

《本经逢原》记载，桑寄生祛风湿，通血脉。血脉通了，风湿也去了，所以四肢麻痹可以用它。

还有个内伤咳嗽。这点少为人所知。因为桑寄生吸风饮露。司肺之象，直接在空中不接地。肺就是在空，内伤咳嗽久咳，别忘了加桑寄生。夜咳加当归。

小儿肝风抽动。肝风抽动大多是肾水不牢，血水缺少以后，虚风内动。桑寄生可以补够血水，稳固肝风。

你看到小孩子莫名其妙动摇的，用点补肾之品。

老师就碰到过最厉害的一例，炒股票眼睛都在动，手也抖，控制不住，整天都在动。用补中益气汤加杜仲、续断、桑寄生。我把他当做什么来治？骨折断伤来治。抖啊抖啊，镇不住。中气不足肾根一系牢，稳住了，就没事了。本来单位让他出差，他都不敢接。想不到吃了半个月的药全部好了，手不抖，眼睛也不跳了。

《本草蒙筌》记载，桑寄生可以治疗沉疴。沉疴都属肾，就是年常月久，难治的病。

《本草崇原》记载，桑寄生枝节感天地造化，夺万物神功。这些腰肾，女子胞，"系"在脊柱上面的脏器空虚了，桑寄生就可以填补。

《太平圣惠方》记载，胎动不安，桑寄生、艾叶、阿胶三味药就可以治。

《杨氏护命方》记载，崩漏下血后，觉得丹田亏虚，气海无气。气海里气吸纳不下来，走路软绵绵。这些大病以后怎么办？桑寄生打成粉末，每次1钱，可用米汤水送服。治疗大病，体虚劳累以后元气不复，桑寄生可以复原。

《濒湖集简方》记载，一个人老打嗝用桑寄生捣汁就可以好。

孔伯华先生的医案，他认为桑寄生治疗中风效果显著，通常不会有后遗症。众人都认为中风脱证比较少，闭证比较多（就是堵塞的）。闭证正好用桑寄生，通达筋脉，破痰开窍。一般治中风15克起，多则用到30克，一二剂取效，迅速改善中风症状。舌强不能语，手麻不能动，腿痹不能转摇，桑寄生都可以用。

桑寄生还有降血压的作用。天麻钩藤饮，方中有桑寄生。血压往上飙，桑寄生就把它固下来。治疗原发性高血压还有血管堵塞性高血压效果不错。

一次有一个老熬夜的病人，又容易激动，收缩压飙至150mmHg，甚至170mmHg，然后用桑寄生15克，怀牛膝10克，两个药都可以降血压。再加六味地黄丸治熬夜，服用后血压就降下来啦！

桑寄生、怀牛膝，这两味药就是现在高血压者的福音。

有个妇女平时身体都很弱，别人一吹风流清鼻涕，她就咳嗽，用抗生素治了十多天治不好，咳得很不舒服。用一般的化痰药也化不了，后来咳嗽还带腰痛。

久治不愈的病不是胃口不好，就是腰痛，因为久病及脾肾。然后就用普通的祛痰药加了一味桑寄生，服后不单腰痛好转，咳嗽也好了。从此每遇久咳病人，加桑寄生一味，每获良效。久咳的，止嗽散加桑寄生，效优。

还有一种病叫心律失常，心脏跳着跳着停一下，乱跳。心脏乱了能够稳定，让心律失常变好的有苦参、丹参、五加皮，还有桑寄生。老师说的这几味药对室性早搏、心脏搏动异常效果好。

比如说云南名老中医，四十年的经验，他经常碰到心律不齐，用听诊器一听心脏跳得乱七八糟的。心电图一看颤动的早搏的，可用黄芪桂枝汤加桑寄生、丹参、五加皮，心慌心悸便好转，随即稳定。这是个经验。

看《得配本草》中桑寄生的配伍。

桑寄生配独活，祛腰部风湿。

桑寄生配川芎，治疗头部痹痛。

桑寄生配阿胶，治疗胎动不安。

桑寄生配防风，可以治疗下利。

桑寄生配当归，可以治贫血，脾肾造血功能都会改善。

桑寄生配续断、骨碎补，可以治疗骨伤。

桑寄生配杜仲，可以治疗崩漏漏下。

桑寄生配牛膝，可以降压，治疗高血压。

桑寄生配合丹参、五加皮、苦参，可以治疗心律失常。

桑寄生加鸡血藤，让心脑血液变足。

像疲劳脑供血不足，颈三药加桑寄生，一用上去，本来工作学习神疲乏力的，精神就来了，供血也足了。

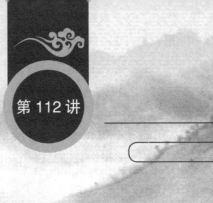

薄 荷

🦋 薄荷、白芷散头额之风疼。

风寒湿侵袭，引起头痛，额头痛，重的用羌活、独活；轻的用薄荷、白芷。

同样祛风湿，怎么辨别这几味药？如果风湿侵袭，像杖击一样，很重，要用气味雄烈的羌活、独活二药。如果只是轻微的风寒袭体，鼻流清涕，头有点晕晕的，用薄荷、白芷就可以。

薄荷入肝、肺经。入肝疏肝解郁，可以清利头目。

一个司机经常熬夜，眼睛长了一个疮。我让他用桑叶加薄荷煮水当洗剂。他说："桑叶用过没效果。"我说："一个你熬的不浓，第二个没放薄荷。"他按照我说的方法，第二天洗完了，疮就软下来了，第三天就好啦！桑叶薄荷水，桑叶 100 克，薄荷 10 ～ 20 克后下。

《药性赋》中讲薄荷叶宜消风清肿。这些疮肿起来了，它可以清掉。它可以清利头目。故而银翘散里有薄荷，头面七窍长的痈疮，风热可以用薄荷。

桑叶往下清为主，薄荷可以往外透。一清一透，这个肿疮就散了。

凡物聚则为痈脓包块癌瘤，散则为气机营养。中医没有绝对的病，只有气的聚散。这是说气聚堵则为病，气行散则为健，健康的健。

薄荷入肺。肺主皮毛，薄荷是辛凉解表发汗非常好的一味药。

　　一个人吹了风邪流鼻涕，咽喉痛，鼻涕过两天变黄了，就用薄荷，因为有郁热。

　　薄荷气味芳香，芳香能够辟浊。吃到不干净的食物，就用点薄荷。

　　五经富人就有这个习惯，暑天擂茶，里面放了薄荷，芳香的，胸中觉得满闷，吃了隔夜的东西或者吃了零食没胃口。芳香的薄荷茶喝下去，宽胸解郁，食欲就来了。所以它能治疗暑湿引起的胸闷、心烦、呕吐，它可以辟秽浊。

　　浊阴不降，则生䐜胀。薄荷就可以芳香辟浊。你看防风通圣散有薄荷，芳香辟浊。二便不通，壅堵，用防风通圣散，有病无病，防风通圣。这个在现实中，它跟五积散是一样的，非常受欢迎。

　　薄荷能疏肝解郁，抑郁症可以用它。逍遥散中用薄荷，就是这个道理。

　　《药性论》记载，薄荷可以去愤气。一个人怒火上头，愤怒之气，愤愤不平，这个薄荷可以去。

　　薄荷可以发毒汗，什么叫毒汗？经常不流汗的，皮下积累了一层浊汗，叫毒汗，薄荷可以发毒汗。汗出一身轻，所以皮肤病经常加薄荷做洗剂。

　　薄荷可以活血。气通血活，可以止痢，取它辟秽浊之效。关节不通利，它可以通关节，因为它的行气作用太强大。其他药物没什么味道，薄荷一打开来味道就冲鼻，含有芳香挥发油，所以它可以通关节。

　　《日华子本草》记载，中风失音，话讲不出来。薄荷可以清利头目，头目鼻子嘴巴耳朵咽喉，总之窍壁，神郁，神不导气的，薄荷配菖蒲，这个组配非常厉害。

　　耳朵、眼睛或者咽喉不怎么好，老觉得有东西堵住。薄荷配菖蒲，菖蒲开九窍，薄荷清利头目，整个头部目珠孔窍可以清利开来。

　　薄荷主痰湿。痰湿是腻滞之物，而薄荷是轻灵之品，用轻灵可以对付腻滞。

　　薄荷除贼风，虚邪贼风扑鼻而来。像鼻子堵塞、鼻炎，苍耳子、辛夷花、薄荷、白芷，这四味药对急慢性鼻炎效果都非常好。鼻子不通气，这四味药，各 10 克，煎水来熏蒸鼻子就好。然后再来喝，可以加姜枣调和。清晨老打喷嚏，吃几次就好。也可以配桂枝汤，内证得之化气调阴阳。

薄荷可以疗心腹胀，从心一直到肚腹胀。

一周前上车村的一位大叔，他已经 50 多岁了，到外面应酬回来瞋胀，好难受，想呕又呕不出。他妈妈让他去摘门口的薄荷叶，还有姜，反正就是辛辛香香的，把它们捣烂了热水冲下去喝一碗，放几个屁瞋胀全部消失。就这么快。薄荷既可以发汗解表，又可以通腑降逆止呕。

薄荷、生姜、紫苏，只要有一两样就管用，能集全三样效果更好。一碗水就解决了心腹胀。

薄荷下气。二陈汤配薄荷就是下气汤。逍遥散里面有薄荷可以疏肝下气，因为它可以去愤怒。怒则气上，薄荷就能够下气。一般人认为薄荷只发汗解表，不知道它芳香辟浊还往下走。

消宿食。保和丸加薄荷可以消宿食。

疗头风。川芎加薄荷疗头风。

《本草衍义》记载，小儿惊风，薄荷配蝉蜕。

小孩子老是哭闹怎么办？记住三味药，保证不闹。晚上夜哭的，第一味是钩藤，第二味是蝉蜕，第三味就是薄荷。三味药 3～5 克都好，泡水让他服用。

闹夜就是心里特别烦，薄荷能清利头目，钩藤能平抑肝阳。小孩子肝有余，脾常不足。蝉蜕是壳，知了很奇怪，白天叫得响亮得不得了，晚上一声不吭，而且它是壳，壳有中空之象，它可以宽胸解郁。

薄荷配合蝉蜕还可治胸闷，宽胸解郁，治疗心脏病。

《本草衍义》又说薄荷主壮热。身体好热，气血都烧起来了，用防风通圣散。还有凉膈散，治胸膈中热，以泻代清。薄荷加大黄治疗通身上下之热。大黄偏于清六腑之热，薄荷可以透五脏之热；大黄可以治里热，薄荷可以解表热。大黄配薄荷大有升清降浊之妙。

所以对于壮热，越是热得厉害，它效果更好。薄荷配大黄、石膏，热在阳明经配石膏，热在阳明腑配大黄。

怎么辨呢？就看大便通不通。大便通用石膏，大便不通用大黄。

薄荷还可治骨蒸劳热。方法是什么？用薄荷汁配其它的药熬成膏。

《主治秘诀》记载，高巅及皮肤风热寻薄荷。有些人生气了胸好闷，适合吃柴胡、郁金。有些人生气了头好痛，适合吃川芎、白芍。有些人生气了，头顶像一团火在烧，适合吃藁本、薄荷。有人生气，气得直跺脚，适合吃牛膝、枳壳。

老师治了一例膝盖痛的病人，他痛的不得了，都没法去买菜。医院医生说他的膝盖是退行性病变，要动手术。我说不用，因为我治了很多例。

你看我怎么治膝盖？因为我知道他的性格，他的性格就是暴躁易怒。直接开逍遥散，当归用30克，当归重用可以养肝血。肝主筋，肝藏血。肝中"血库"足了，那筋肯定柔，筋与筋之间的摩擦就少了。结果一剂药，腿能伸了，三剂药就可以去买菜了。

所以老师认为逍遥散是膝盖手术的代刀汤。中老年妇人容易愤怒上火，生气的，燥的，说话大声的，这种大声是比较不客气的，他膝盖就会痛。因为愤怒会消耗肝血。就用逍遥散，当归重用，它里面有薄荷。气往上走，它可以去愤气。退行性病变只是假象。如果一下子用养筋汤，转向养血而不是解郁，那你治病还没治到根本。

《本草纲目》记载，薄荷利咽喉，利咽，刚才讲了，升麻、蝉蜕加薄荷。咽喉肿得声音都发不出来，这三味药可以治。扁桃体发炎再严重加威灵仙、白英、青皮，基本上你治扁桃体炎、急性喉炎有十拿九稳的把握啦！

口齿诸病，口腔牙齿的病。以前有一个老爷子，他掌握了一个治牙齿痛非常好的方子。药抓回去后不用煮，拿一个一升水的大缸子，倒入热水盖子一盖。像泡方便面一样，十五分钟后打开来就可以喝了。半小时也没问题，五分钟也可以喝，就慢慢地品，牙痛就退了。

我问那是什么药呢？原来是麻黄、薄荷、大黄、甘草四味药。牙痛四药，各 10 克泡水，取它的气之轻也。煮了效果就没那么好，可以治疗口齿诸病，口齿的痈肿。

《本草纲目》又讲，薄荷可以治疗风疹瘙痒。像猴子一样不断地抓抓抓，用薄荷配一些苦刺，解毒的地肤子、白鲜皮都好，熬成汤水来洗，外洗可以祛痒。

薄荷揉叶塞鼻可以止衄血，这也是一个经验。

《本草蒙筌》记载，薄荷下气令胀满消弥，发汗使关节通利。薄荷下气能让胀满消弥，代表方就是逍遥散。发汗使关节通利，代表方是银翘散。

你看有人浑身关节都酸沉，咽喉又痛，用银翘散。这里面都有薄荷。

清六阳会首，驱诸热生风。阳气都攻到头上去了，薄荷可以清掉它。各种热都已经生风了，比如小孩子发热，手都抽动了，用薄荷、钩藤，再严重的加羚羊角。热生风可以用它。

退骨蒸，解劳乏。更年期骨头蒸蒸发热，别忘了薄荷这味药，可以解劳乏。所以擂茶一定要放薄荷。

因薄荷性上升，所以小孩子风痫尤为要药，老是莫名其妙有涎水溢出来，用薄荷清阳上升就没事了。

《本草分经》记载，薄荷能够搜肝气，益肺肾。肺气太亢盛了，膹郁了，薄荷都可以治。不要认为薄荷只是解表药，它同时也是解郁药。

你们去观察最厉害的解郁药一般还不在疏肝解郁的板块，常在发汗解表药中。因为诸气膹郁，皆属于肺。别人喜欢用疏肝行气的药治抑郁，老师更喜欢用一些发汗解表的药，因为疏肝行气是小流通，发汗解表是大流通。

像有一位医生逍遥散、柴胡疏肝散用的不过瘾，他必须要加点麻黄、薄荷。病人吃他的药觉得很开心，反正那些唉声叹气，常喊郁闷的，逍遥散加麻黄、薄荷，一吃就容易开心。

人家问他为什么加麻黄、薄荷？他说："诸气膹郁皆属于肺。"就是说非常愤怒气又郁在胸胁，老用疏肝行不通，那就要宣肺了。就像气闷在壶里，你老摇它不会透出来，你把盖打开来，就清凉了。

人心烦了，就像壶里的热水在鼎沸，那就开盖。所以提壶揭盖法，可以治疗小便和大便不通。

还可以治疗什么？提壶揭盖法可以治疗郁闷，还可以治疗发热，这是以前没有讲到的。

《医学衷中参西录》记载，薄荷清香，善于走窜，能够达肌肤，透筋骨，通脏腑，行经络。

肝胆郁火作痛，胆结石郁在胆里，非常好用。鼻炎、鼻塞、鼻窦炎可以用它，牙齿疼痛可以用它，筋骨关节痛，一切风火郁热，薄荷皆能治。

《简便单方》记载，膈上有痰，简便单方，清上化痰丸，那是什么呢？原来是薄荷打成粉跟蜜糊成丸，专门清什么？清上化痰利咽膈。打呼噜，老年人好多痰，咳吐不干净，就给他造薄荷丸。两味药，蜂蜜、薄荷打成粉，然后炼蜜为丸。这些打呼噜的人吃了打呼噜就会减轻，一整天痰也会减少。

《明目经验方》记载，眼睛胞睑烂了流黄水，目珠赤红赤红的。薄荷粉跟生姜粉，每次用1钱，煮水熏蒸，然后泡洗，眼睛就会好。

再跟你们讲一个薄荷的奇效，老师听到这个经验后，立马就用了。

有一个糖尿病病人，大脚趾长了一个大疮痈，三个多月了，都收不了口。各种消炎抗菌，双氧水去洗，就是不收口。

我让他摘新鲜的薄荷，捣烂成一个蛋黄大小敷在这个疮口上，热了拿掉再换，反复换。三天就收口了。

老师碰到过一名病人，割草的时候，不小心割到肉都见骨头了。这个人家一看，赶紧要治，不治就要破伤风，问题大了。薄荷捣烂加一点红，一点红消炎很厉害，薄荷透风痒，结果敷上去不但伤口愈合，还没留疤痕，更重要的是连伤口愈合的瘙痒后遗症也没有。

《永类钤方》记载，薄荷治风气瘙痒。吃了些海鲜皮肤就痒了，记住这个方子，将薄荷、蝉蜕打成粉，每次用温酒调服 1 钱，就能够降服这些风痒。因为薄荷可以败毒，蝉蜕可以透，将痒气透发出去就好了。

《普济方》记载，下痢便脓血，薄荷叶煎汤，单纯服用就好。

再看疑难杂症，薄荷太普通了，你看人家怎么治疑难重症。

有个发高热的，三天都退不了，神志昏沉，咽喉肿痛，后来用薄荷一棵，整棵 50 克把根剪断后浸水洗干净，放在锅中，再放水。一煮沸后立马撤火，趁热就喝了。喝完以后就出汗，小便就通了，提壶揭盖这热就退了。热随水去，阳随阴降，高热天天不退，薄荷煎水一次即愈。

再看晨起下痢。有一个男子夜宵吃多了，口臭，早上起来大便黏腻，拉肚子怎么办？用薄荷 2 克，方法同上，病去痢止。

所以你碰到一些经常熬夜吃夜宵，早上起来口苦、口臭的病人，用这一招，就一味薄荷解决了。

久咳不止，薄荷配钩藤主治久咳不止是来自民间的老中医的心法。

有一个久咳不止的老妇人，多方治疗无效，用民间验方一治就好。然后国医大师就说究竟是什么方？把剩下的药拿过来一看就是钩藤、薄荷两味药，沸水冲后代茶饮，专治这种着急久咳不止。急则伤肝，钩藤可以息风解痉，薄荷透热解表，让肺放松，这两味药特别适合肺肝风热，咽痒喉干。

接着看《得配本草》薄荷的配伍。

薄荷配茶叶可以治脑热、鼻炎、鼻窦炎。

薄荷配天花粉，可以治脓痰，咳吐不爽的。

薄荷配蝉蜕、僵蚕，可以治疗瘙痒。

薄荷配生姜汁，可以治眼烂。

薄荷配白蜜、蜂蜜，可以治疗痰核在咽喉。

薄荷配柴胡、郁金，可以治疗生气烦闷，无事常生烦恼。

薄荷捣汁滴到耳朵里，可以治疗中耳炎。

薄荷汁、姜汁、蜂蜜混在一起，可以治疗言语不利。

薄荷叶揉烂了，塞在鼻子里可以治鼻衄血，将薄荷挤出汁滴鼻子也可以。

薄荷配金银花，可以治疗风热感冒头痛。

薄荷配桔梗，如喉科的六味汤，可以治疗喉痹、咽痛。

薄荷配连翘、荆芥，可以治疗风疹透发不畅。

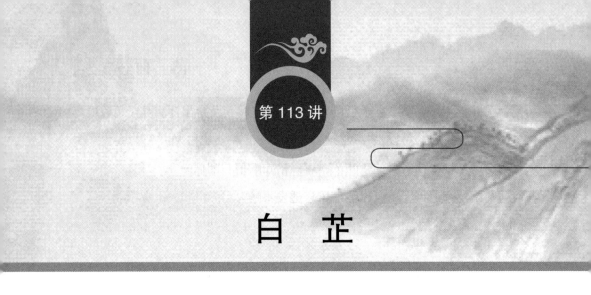

白 芷

薄荷、白芷散头额之风疼。

有人问烂疮怎么治？薄荷捣烂了敷上去。薄荷辛香可以辟秽，薄荷性凉，可以解毒。所以它具有解表跟解毒两方面作用。疮不能收口，表气不固，它可解表。流出脓水需要解毒，解表解毒一体的就是薄荷。

这节讲的是也带有解表解毒作用的白芷。白芷的根像胡萝卜一样，一条条的，但是它身上是白色的，非常芳香。芳香能够发散，辛香定痛祛寒湿。白芷是辛香定痛药物的代表。牙痛药跟头额痛药里，最少不了。

有位70岁的老中医，他有一个牙痛的小秘方，带在身上碰到有牙痛的，就赠予点粉末。我问是什么药？他说是白芷、细辛、川椒、薄荷，就这几味药，叫牙痛散，牙痛四药！打成很细的散剂，还加了点冰片，穿透作用就更强。

白芷能发散风寒。你去采药，天冷手被冻得好痛，刚好药房有白芷抓来熬水喝，加点姜枣进去调和。因为发散风寒的一些药，它需要脾胃有气血，有气力。

被冻的普通的手脚痛，就用生姜、大枣。如果冻得头额都发痛，就要加白芷。

白芷还可以燥湿止带。白芷白芷，白带可止，白带自止。带下，湿也。

清气上升则水湿自愈。白芷能让清气上达于头面。它既可以止下面的水湿带下，也可以止头面的斑点。

余老师的五白散里以白芷为主，不知道帮了多少脸上长斑的人。重斑变淡，淡斑就可以变没有，大斑可变小，小斑就变无了。

以白芷为主药的五白散是妇女非常喜欢的。也是药房里必备的美容药。

白芷可以消肿排脓，典型的代表方是仙方活命饮，可以排掉脓肿。

白芷可以解毒。有人被蛇咬到，就用白芷来治，所以白芷是蛇药。蛇药非常多，白芷配两面针泡酒就是上成的蛇药。蛇虫咬伤，被蜜蜂叮伤用蜈蚣酒可以止痛。但是你说你不想用蜈蚣，好，那可以用白芷加两面针泡的药酒，止这些蚊虫蛇蝎叮咬伤，奇效。

白芷不光可以止下面的带下漏水，也可以止鼻流清涕。所以你看苍耳子散，苍耳子、辛夷花、薄荷、白芷四味药，白色的清涕也能止住，不单是白带。

流白色口水，白芷配益智仁，口水收住啦！迎风流泪，泪水清白的，白芷配木贼草可以收。如果长期体虚的，就把玉屏风加进去巩固一下，培土治水！

耳朵老流清色的脓水，中耳炎，而且是慢性的，九窍不利肠胃所生，补中益气汤加白芷，耳朵流清白色的水，马上止住了。

完带汤加上白芷，白带可止，治疗带下清稀。

白芷还治手长疮，有些老人长疮痈，老流清水，擦不干净，可用白芷。

老师治了一个脐部漏水疮的病人，肚脐里爆了一个洞，不断流出清水来。他要用纸等东西把它塞紧，不然打开来水就往外流，流尽则死，怎么办？

我一想，痈疽久败疮，肯定要用黄芪，黄芪主痈疽久败疮。败了很久的这些疮痈，非黄芪莫属，就得找它，乃治疗久疮之仙药也！黄芪、肉桂再加四物汤、四君子汤就是八珍汤。还加什么？加令疮收口的白芷。这些清白的水，随着清阳上升它就止了。

五剂药吃完，果然就治好了。

白芷外用是祛斑美容要药。古籍记载它能够去面部上长的斑点。

余国俊老先生擅长治疗中青年女性脸上有一些轻微的暗斑，或者面容比实际岁数看起来还要老的。

看到一个人你就猜他的岁数，如果猜的岁数比他原来的岁数要老，那他应该吃美白散、护肤散了。猜出的年龄比实际年龄要年轻，还很活跃，就不用吃。

美白散、祛斑美容散用的是上等的白芷，色纯白的，挑个头大的，没有明显发霉的。200克打成粉，把白芷粉跟婴儿护肤品拌在一起，每次30克。

一般护肤品效果没那么好，加了白芷就特好。

古籍记载的，长肌肤，润泽颜色，白芷也。但是这种润泽是暂时给你带来润泽的。关键还是要看你的气血，阳明脾胃主脸面，所以中医初级美容用白芷，中级美容一定要用四君子汤或四物汤调好脾胃，让阳明气血充足，这个容貌自美。

可有些人说流的不是白带，而是黄的，白芷要配黄柏效果就特别好。像皮肤湿疹，流的是清水，就用白芷；流黄水就再加黄柏。

《神农本草经》记载，女子赤白漏下。刚才讲了完带汤就可以止住。血闭白芷可以开。

阴肿，就是阴囊肿。小孩子的绣球风，阴囊肿，别忘了用白芷。阴囊肿，红红的，坐着都痛的不得了，龙胆泻肝汤加白芷，一剂就好个七七八八。

风头侵目泪出。风吹到头了，侵袭眼睛，眼泪就流出来，这个怎么解？迎风流泪，用白芷。一般中老年人迎风流泪，有好多年了，就用六君子汤加白芷。

一位84岁的老阿婆，她在70岁以前都是烧柴火的，经常熏眼睛，因此有了流眼泪的症状。

老师就给他开补中益气汤加白芷、木贼草、防风，连续吃了半个多月，她就不用带手帕了。以前跟人讲话讲个五分钟、十分钟的就拿手帕擦眼睛，现在不用擦了。

可见头风侵目泪出，可以用白芷。

白芷可做面脂，刚才讲了，美白散这些，它能使肌肤润泽。

《名医别录》记载，白芷主目痒。眼睛痒，有风用白芷。眼睛、鼻子、嘴巴、前额、身体前面的瘙痒就用白芷。

后背瘙痒，那么就要用一些走背上的药，如羌活、姜黄。如果是侧面痒，带状疱疹，你就要用防风、荆芥、柴胡。

《药性论》记载，心腹血刺痛，可以用白芷。心，心脏病，腹呢，肚腹。少府逐瘀汤加白芷治痛经神效。

胸痹，瓜蒌薤白桂枝汤加白芷，可以治疗胸中像电击一样，像扎进一根刺那样痛。还有胃脘痛，胃脘痛老好不了，老师教你做胃炎散。

许鑫梅先生的经验，用白芷、甘草，白芷 30 ～ 60 克，甘草 15 ～ 30 克，要记得白芷与甘草比例为 2 ：1，水煎服，此乃民间验方治胃脘痛奇良。尤其十二指肠溃疡引起剧烈的胃痛。临床治疗四十例病人，检验未见明显不良反应，没有不出现效果的。

用白芷少于 30 克就影响疗效，所以不能低于 30 克。你要治白带或前额痛，可以用 10 ～ 20 克，但是治疗胃痛必须 30 克起步，甘草一定要配 10 克以上。那么白芷的烈性就被甘草缓和了，它止痛的效果就彰显了。这个是民间验方。

有一病人痛得满地打滚的，白芷、甘草煮水喝下去，就若无其事了。

开车工作压力大，出现胃痛的，面目狰狞扭曲的，脸上多斑的吃了都有用。既可以内服又可以外敷。胃痛散居然也是美容散，很神奇，内服可以止痛，外敷还可以祛斑。

白芷真是太让人喜欢啦！目前为止没看到有什么不好的报道，如果有，那就是用了发霉的白芷。

白芷除风邪。风邪的特点，风性善行数变。这个痛走来走去，可以用白芷。

风性善于疏泄。流口水、鼻涕、眼泪，都可以用白芷。风性还不稳定，这个病时好时不好，用小柴胡汤加白芷。

风容易伤头面，巅顶之上，唯风药可到。头额晕重、晕沉，可以用白芷。

哪些人可以用白芷？白芷人，就是平时工作，你看他的动作，老是捂住额头的，护住额头的，眉头紧锁开不了，为阳明，这个人就要用白芷。如果搔耳朵的，抓耳搔腮，为少阳，他有好多东西决断不了，用小柴胡汤。病人举动里头你就要妙识玄机。

《日华子本草》记载，白芷可以治目赤胬肉。这个经验好，白内障可止。胬肉，就是长腐肉，把眼睛都糊住了，用白芷。

所以我建议老年人平时吃补中益气丸或补中益气汤加点白芷，可防止白内障。因为白内障是眼睛里头长这些胬肉，肉属于阳明经所管，长新肉的功能减退了，所以才长这些腐肉。那么就要提高病人的肌肉功能，要提高脾胃功能，增强脾胃功能最好的方子就是补中益气汤再加白芷，为什么？因为白芷，古籍有专论说它能治目赤胬肉。

白芷还可以补胎，胎漏滑落就是习惯性流产，老是容易掉胎，用寿胎丸加白芷把它止住。你看这些漏口水漏气血之象，你把它固住往上升了，就不漏了。

白芷还可以破宿血生新血。宿血就是应该排掉却没有排掉的血，如恶露不绝，白芷有助于排血排脓血。

白芷祛皮肤游走之风，止痒六味可以加白芷。

止胃冷腹痛寒痛，理中汤加白芷，奇效。又能祛周身寒湿痹痛，羌活胜湿汤加白芷，寒湿痹痛就消了。

《本草纲目》记载，白芷治鼻渊。像深渊一样那么多水可以流，白芷可以止住。像苍耳子散，苍耳子、薄荷、白芷、辛夷花，再配四君子汤、桂枝汤，三方合用没有治不了的鼻流清水。

白芷可以治齿牙痛，白芷、细辛做成齿痛散，效果佳。

白芷治眉棱骨痛。《百一选方》上面记载，有个叫王定国的人，他头痛好难受，到都梁求名医，叫杨介帮他治。杨介随手给了他三个药丸，然后一吃头痛像变魔术一样，不见啦！然后他说不知道头痛还会不会复发？然后就恳求其方，杨介很大度就跟他讲，白芷一味打成粉炼蜜为丸，如弹珠大，每次吃一丸，用清茶和荆芥汤服用都好。因为是在都梁找到治头痛的好方法。所以古人把这方子叫"都梁丸"。

《十便良方》记载，白芷又主大肠风秘，什么叫大肠风秘？就是肠风便秘。肚子咕咕咕，但是大便就是排不出，有风在肠里秘住了，用炒白芷打成粉末，每次两钱，米饮调服，也可以加点蜂蜜，基本上一吃就好。

《本草纲目》记载，白芷又主反胃吐食。李时珍碰到一个人一吃东西就吐，连生姜都止不了，李时珍就想到《名医别录》讲白芷止呕吐。这点一般人不知道，只知道它治眉棱骨痛，不知道它治呕吐。

所以见到有人痛到吃东西都呕，白芷一吃下去，反胃遂止，吐食不见了。

《本草分经》记载，白芷能通窍发表。有些人头脑晕晕沉沉，就需要白芷通窍解表，用益气聪明汤加白芷。

《本草分经》还记载，白芷除湿热。湿热疮痈，湿热带下，湿热肿毒，湿热瘙痒，白芷都可以止。

《本草蒙筌》记载，白芷乃阳明经寒热头痛受风邪解利之要药，女人漏下赤白血闭阴肿之仙丹。

有些人老是鼻塞，刚才讲过了，鼻流清涕，用白芷、苍耳子、薄荷、辛夷花。

《本草蒙筌》记载，白芷、细辛、辛夷花打成粉，治久患鼻塞如神。因为这三味药都是辛香的，辛香开窍，窍壁能开，辛夷花专开鼻窍，细辛无窍不开，白芷专开阳明经窍。

《丹溪心法》记载，白芷治疗眉棱骨痛，同时如果病人尿是白色的，白芷一味药打成粉，用清茶调服，好了。尿是黄的，黄的就要变一下了，不会变通妄为中医。尿黄的就再加上黄芩，最好是酒炒黄芩，因为它清上热。

《卫生易简方》记载，痈毒热痛，用醋调白芷粉末敷上去。

小孩子莫名其妙手长一个疮，或者脚趾上冒一个痈，找不出原因。

西医一定要说你这个是什么病，找不出病没法下药。而中医就不一样，不知道是什么病，也可以下药。白芷打成粉末，加醋敷上去就好了，随敷随退。蜂虫叮咬伤也管用。

还有一种叫止血粉。前面我们讲过白芷可以止血，看它怎么使用。

刘桂康医生，他的父亲行医六十多年，有一祖传外科秘方——止血粉，用了几十年，发现没有比这个更好的药，关键是既便宜又有效果。所以药房也要备止血粉。止血粉就是白芷、羌活等分打成粉末，筛成最细的粉装到瓷瓶里，不要漏风。新鲜的伤口冲洗消毒后，把这个粉敷上去再包扎，三四天后再更换。这个伤口就会愈合，或者直接打成细末敷在伤口处。消肿止血生肌，屡用屡效，而且白芷、羌活二药便宜又简单，还方便，随手可以取得，而且又有效果，非常灵验。简验便廉四字诀，是民间中医的特点。

再看《得配本草》白芷的配伍。

白芷配细辛、川椒，是牙痛神方。

白芷配辛夷花、细辛，是鼻塞神方。

白芷配苍耳子、薄荷，是治流清鼻涕的神方。

白芷配黄柏，可以治黄带。

白芷配黄芩，最好用酒炒黄芩，清上热，可以治鼻流黄水。

如果是带下黄水，白芷配黄柏。

白芷配荆芥、防风，可以治眉棱骨痛。

白芷配白芥子、生姜汁，加醋敷在脚上，可以治疗脚气肿。

白芷配金银花，可以治疗一切痈疮。痈疮败毒，肿的大大的，白芷配金银花。如果痈疮是年常日久的，像褥疮，白芷要配黄芪，痈疽久败疮。如果是初期痈疮，就配金银花清热解毒。如果是久病，就补中益气汤。这是思路。

白芷配瓜蒌仁，可以治乳痈，把这些痈当作一团痰热糊在那里。瓜蒌专门洗刷胸中的尘垢。

白芷配羌活，如羌活九味汤，可以治风寒湿感冒。

白芷配川芎可以做成川芎茶调散，治疗头痛、偏头痛。

白芷配蒲公英或者天花粉，可以治疗乳痈。

白芷配甘草、海螵硝，可以治反酸胃痛，这是非常神奇的。

木贼草、蒺藜

🦋 木贼、蒺藜退眼睛之浮翳。

木贼草，又叫笔管草。

木贼草有什么好处？中间空心，对咳嗽，胸中气闷的，它可以令其气空。孕妇咳嗽吃这个就会好，因为它很平和，又叫节节草、通气草。肺主治节，因此，木贼草可以治咳嗽。

木贼草可以治眼睛。

有个电焊工眼珠子痛。我开了三味药，木贼草、蒺藜、蒲公英各20克，一次就好了。

他又介绍另一名眼珠子红的电工过来。我又开原方，三剂好。他又介绍一个他老婆的亲人，目珠偏黄，经常早上起来很多眼屎，很痛，也是开三剂就好了。

我让他下次不要介绍人过来了，我把这个方子给他让他大胆地推荐出去。蒲公英可以当菜吃，蒺藜太平和了，木贼草是笔管草，孕妇都可以吃。三味药加起来非常好。

你刚开始没底气的话可以开10克，效果平一点，吃个五剂。你开20克、30克，吃个二三剂就好。眼珠子红肿热痛生眼屎，痒啊，这三味药无往不利。

出自哪里？出自《用药传心赋》：木贼、蒺藜退眼睛之浮翳。如果眼睛有东西堵住，眼屎也好，火气也好，让它浮起来。

为什么要加蒲公英？蒲公英乃治眼疾之专药。张锡纯称之为要药仙药。这三味药号称目珠红肿热痛三药，目疾要药。

木贼草，中空善通，表里气，外可以发表，向下可以通尿，它能利尿通淋。

据说木贼草有个功效，刀生锈了，用木贼草绑成一把去擦一擦会变得更亮。那意味着身上长一些结石包块和骨刺可以用它，它跟威灵仙可以配合。

木贼草寿命非常长，十年到百年，是草本中极其长寿的。只要根还留在地下，无论地面割多少，在合适的环境它又可以生长。

木贼草在民间是很好的接骨良药。跌打损伤了，把木贼草捣碎了加红糖外敷，可以接通断骨，节节通畅。

《本草纲目》记载，木贼草疏风散热，可以治疗尖锐湿疣、牛皮癣、湿疹。

《嘉祐本草》记载，木贼草可以止妇人月水不断。这点是比较有新意的，就是崩漏，它有疗崩漏之功。

《本草纲目》还记载，木贼草能止泪止血，止血就是止崩漏。止泪就是止迎风流泪，这是木贼草的强项。

它又可以治脱肛、子宫脱垂，用木贼草配补中益气汤。脏腑节节往下脱，它就节节让其往上长。木贼草，我们取其象，节节往上长，叫节节高、步步高。故而疝气往下堕的，茴香橘核丸可以加木贼草，治疝气。

《草木便方》记载，木贼草能止咳化痰。咳嗽带痰的，止嗽散可以加木贼草。痰多又带咳嗽的，二陈汤加木贼草，效果好。

木贼草可以治跌打损伤，消积滞。有瘀血积在那里，节节通气，它有通透积滞的效果。

《本草蒙筌》记载，木贼草能疏肝气。所以它也是郁证的克星。郁闷，心中堵得慌，木贼草里是中空的，木贼草、竹茹、白茅根、芦根等都有令心胸中空之感，可以用在除烦热上面。

木贼草还可以祛风湿。《本经逢原》上讲它跟麻黄同形同性，它没有麻黄那么霸气，但是它照样可以发汗解郁，升散火郁效果好。什么叫火郁？一个人郁闷了生火。先郁闷，郁闷就成结，最后结就变成壅，由郁变结，由结成壅这个过程可以用木贼草。

现在有很多人处于亚健康郁的状态，可用木贼草，因为木贼草中空，它是解郁的。逍遥散加木贼草，解郁神功。

《本草经解》记载，木贼草能胜酒。能够打胜酒毒，排酒毒，能够下水气，有助于膀胱排毒。主治暴热身痒，通身痒，非常热。它还可以长须发，治消渴。

黄元御认为木贼草作用宽广。疮痈肿印可以平，疯狂痰涎可以去，痛疽瘰疬可以治，疗疮肿毒可以消，汗斑粉渣可以平。就是酒渣鼻，身上有汗斑，木贼草都可以去。

《本草衍义》记载，木贼草捣为粉末，沸汤滚两三钱，可以治疗膀胱气闭，就是小便不畅，木贼草可通小便。

《太平圣惠方》记载，木贼草配苍术，两味药打粉，每次服 2 钱用酒或蜜丸调服，治什么？目昏多泪症，看东西昏昏花花，眼睛控制不住流眼泪，木贼草配苍术，疗效无出其右。苍术治目盲，木贼草能够止泪，两味药配合在一起，就是治目盲泪出，或者目昏泪出。

《太平圣惠方》还记载，要出汗又出不了，被风寒湿闭住了，木贼草 1 两加生姜、葱白各 5 钱，煮水服用，通治一切风寒湿。

《太平圣惠方》又讲，一个人便血老停不下来，木贼草 5 钱煮水温服。咽喉红肿，木贼草嚼出汁来，拌点蜜服下去，就会好。扁桃体发炎，一味木贼草搞定，就是木贼草煮水加点蜂蜜。

木贼草是眼科要药，它偏偏可以治疗妇科的崩漏。

70 年代，山西有一位叫武九思的中医擅长治崩漏。他的配方有大量的木贼草，疗效颇佳。人家去请教他，武老豪气地说："木贼草，理气活血，又可以止血，古籍如此。"然后用在临床上效果很好。

比如，22岁的段某，崩漏半个月不止，腰酸腿软没劲，心烦失眠。用养血止血的药效果不理想，一加木贼草30克，两剂就好了。

木贼草用量30克，可以提高治妇科崩漏的疗效。

汤承祖有个经验，就是治疗输尿管结石，尿道有东西堵住，找中空善通的药，选择木贼草加黄芪。木贼草有宣发作用，宣可去壅；黄芪有推动作用，气足可以推动石头。两味药联用，几乎尿道结石屡用屡效。黄芪一般用30～50克，木贼草用10～20克。

有一工人腰痛，小便都出血，不知道什么原因。一拍片，输尿管结石有黄豆粒大小。服用黄芪配木贼草的方子，再配麻黄连翘赤小豆汤，服完六剂之后，排出一个结石，病症全部消失。

《得配本草》记载，木贼草的配伍如下。

木贼草配地榆、槐花，可以治疗痔疮、脱肛。

木贼草配蒲公英，可治疗眼目红肿。

木贼草配苍术，可以治疗目昏多泪。

木贼草配黄芪，可以治疗痔疮出血、便血。

木贼草配连翘，可以治疗疮痈肿毒。

木贼草配黄芪，可补气推动结石。

木贼草配柴胡，可以助肝胆解郁。

木贼草配紫菀、款冬花，可以治疗咳嗽一直不好。

木贼草配白芷，可以治疗汗斑。

木贼草配黄芩，可以治疗肺风粉刺，即鼻头上的粉刺。

木贼草配蒺藜，可以退目翳，就是眼中老有东西堵住，如白内障。

木贼草配生姜、葱白，可以治受寒初起感冒。

木贼草配威灵仙可以治疗骨刺。

木贼草配玄参、桔梗，可以治扁桃体发炎，咽痛咽肿。

接下来讲蒺藜。

蒺藜，它是藤蔓植物，藤蔓善于攀升，它带刺能通透。眼中感觉有东西，像针扎一样，如沙眼，用蒺藜、蒲公英，记住这两个药。

眼睛怎么老像进沙子一样？揉不干净，蒺藜加蒲公英，它们的作用就是明目止痒。蒺藜、木贼草通治一切眼疾。

所谓叶边有刺皆消肿，蒺藜善破，它的刺能破瘀血、积聚。所以凡肝气郁结于上面的眼目红肿，郁结于中间的乳腺增生，郁结于下面的子宫肌瘤，郁结于旁边的瘰疬瘿肿，郁结于筋骨的骨刺积聚，郁结于皮肤的斑疮，郁结于肉的脂肪瘤，郁结于血脉的脉络曲张血管瘤……怎么办呢？

你看有那么多郁结，普通的用逍遥散，但是加了蒺藜就不一样了。你看逍遥散，没有一味药带刺的。柴胡、薄荷都非常轻巧，它们扫地就像拂尘。可你发现没有，如果地板结了，用拂尘是扫不干净的。你可以扫掉表面的灰尘，但沉淀的垢迹扫不掉，必须要用钢丝球，还有大扫把，硬梗的，带刺的。

有人说老服逍遥散，乳腺还有结节，加点蒺藜，穿破石或两面针也好，总之，加点带刺的下去，吃完以后两边的肋全部松开来了。

昨天有个病人过来，她就是乳腺增生，治好了。现在带她老公过来治皮肤病。

她这个乳腺增生，我让她按照说明书逍遥散的剂量，再多加三味药，增生无往不利。第一个三棱，第二个莪术，第三个蒺藜。三棱、莪术能够推坚积，破血。蒺藜有刺皆消肿。吃完以后就好了。

她说吃完以后一下子觉得从胸到系腰带这里，整个侧面都松开来。所以郁闷肝郁，用小柴胡汤，觉得柴胡好贵，可以用蒺藜代替它。

《神农本草经》记载，蒺藜可以破恶血积聚癥瘕喉闭，以及乳难，乳房乳汁排不畅。

《名医别录》记载，蒺藜主通身风痒。有刺能够消肿，藤类药善祛风，所以蒺藜是能够祛风又消肿的，通身风痒可以用它。

《日华子本草》讲，蒺藜带刺，它催生并堕胎，所以有胎元的女性，一般不能服用它。像有胎的女性，这些带刺的要少服用，它会刺破的，比较凶悍。

《本草图经》记载，古方皆用有刺者，治风明目最良。蒺藜治风热眼疾是最好的。

《本草蒙筌》说，刺蒺藜破妇人癥瘕积聚，治男子遗溺泻精。催生落胎，止烦下气。双目刺痛，翳障重生，用之即效。遍身白癜风，瘙痒难当，用它效良。

古人用蒺藜煮成汤水来洗，可以治疗风痒。

《方龙潭家秘》讲到，眼中看不清东西，用带刺的蒺藜4两，葳蕤3两，打成散服用就会好。还有胸闷胀痛，刺蒺藜打成粉末，每次服用三四钱就会好。

《太平圣惠方》记载，通身浮肿，蒺藜煎汤外洗可以洗好。

《本草衍义》记载，一个人长白癜风，用蒺藜打成粉，每次二三钱，饭后用温酒服，这个皮肤就会红回来。

周慎斋在古籍医案上面记载，他治疗一个年轻人，家贫，闷闷不乐，得了抑郁症。阳痿，吃壮阳药没用。肝主宗筋，肝气郁结以后人会没劲，头都抬不起来。就是说必须要行肝气。选择用蒺藜，吃完以后，月余信心回来，郁闷送走，阳痿恢复。就是蒺藜炒香了，把刺拿掉打成粉，就可以吃了。

有一位老医，他是治眼科的奇人。治眼病几乎必用密蒙花、蒺藜两味药，常常效如桴鼓，令人赞叹。所以红眼病，蒺藜、密蒙花开出去，几十个病人过来都是这两味药，都好了。

还有结膜出血，一望过去像兔子眼，红红的，桑叶、麻黄、蒺藜一起下去，三天就治好了。

还有胬肉攀睛，蒺藜配木贼草，拨开乌云见明日。还有泪囊炎、青光眼等，眼科的病症都可以用。

有一中年男子，常年双目红肿热痛。用小柴胡汤加密蒙花、蒺藜，三剂就好了。眼属于肝胆所管，小柴胡汤疏泄肝胆，但是怎么让它能偏于疏泄眼睛呢？加密蒙花跟蒺藜。

你要会用的话，小柴胡汤加三棱、莪术消子宫肌瘤；小柴胡汤加郁金、香附治乳腺增生；小柴胡汤加木贼草、蒺藜、密蒙花，治疗眼目翳障。

小柴胡汤加川芎，治疗偏头痛；小柴胡汤加藁本治疗巅顶痛；小柴胡汤加玄参、贝母、牡蛎，治疗两边脖子长瘰疬结块。

小柴胡汤加桂枝汤治疗双手臂肩周炎疼痛，特别是吹风、天气变冷加重的，用了没有不见效果的。

再看《中国中医药报》记载，李某70多岁，皮肤总长丘疹，瘙痒难耐，三年来四处求医都好不了，遍览诸医，都是清热解毒，凉血止血消斑。

用常规的思路不行了，怎么办呢？加刺。在原来的二陈汤、四物汤，凉血跟祛痰的方子上，加了两个带刺的药，一个皂角刺20克，一个蒺藜60克。发现每日一剂，一服就有感觉，不怎么痒了。服用一周，暗斑变浅了；服用一个月全好了，就这么简单。

二陈汤和四物汤谁都会开。治疗皮肤病，久病就是痰郁交结。治痰二陈汤，治郁四物汤。但是治痰郁久积在络里，就要找一些带刺的药把它"挖"出来，所以加皂角刺、刺蒺藜两个药。

所以《本草求真》说蒺藜，风痒目赤，通身白癜，瘙痒难当者，服此治无不效。就是说服用蒺藜去治疗，没有不效的。所以蒺藜号称草中名药，祛风止痒效果非凡。

它常跟蝉蜕、荆芥联用，治疗顽固皮肤病。但是不要开6克，6克剂量不够。60克治痒大减，效如桴鼓，顽疾乃去。蒺藜用黄酒拌着蒸，可以祛风，酒能行气血，血行风自灭。

蒺藜用鸡蛋清炒，可以清肺。蒺藜用人乳拌着蒸，可治疗目中有血丝。蒺藜用当归汁同煮，可以治疗月水不通。头晕目眩，蒺藜配牛膝、钩藤降压，为平肝降压汤。

一个人火暴脾气，非常粗鲁，蛮不讲理。不要紧，我就拿蒺藜来治他。

用蒺藜、牛膝、钩藤平息下来。老师把这三味药叫息事宁人三药。看到没有，我们现在用药不再是简单的头三药、脚三药，而是在心性上面下手了。

一个人老是诸气膹郁，火冒三丈，用蒺藜。看到刺你害怕了没有？如果还不怕，再加钩藤，两个都带刺的。如果还火冒三丈，再用牛膝，就降下去啦。三味药，息事宁人。可以用于癫狂狂躁者。

风热目赤用蒺藜配合菊花、决明子，眼睛的红赤就会退掉。还有蒺藜消风散，眼睛好痒，蒺藜配当归、何首乌，治风要先治血，再配防风、蝉蜕，解表祛风。

乳汁老不通，乳房胀，用蒺藜、路路通、王不留行，为通经下乳神品。

把下乳通经的药用在逍遥散里，可以治疗乳房结块。

元明、海粉

 元明、海粉降痰火之升腾。

元明叫元明粉，也叫玄明粉，是芒硝经过风化失去结晶水后形成的白色粉末。它咸苦，咸能软坚，苦能降火。元明粉性寒，寒能干什么？寒能清热。所以痰火热往头上冒，就用元明粉。

无论大便多么干硬，肛门都快撑裂了拉不出来，用元明粉搅在水里喝下去，通了！这是最土的方法，也是最有效的。

热结便秘，寸、关、尺三部脉切下去弦实有力，只要脉象有力，就可以用芒硝，因为芒硝是攻下药。有病攻病，没病则伤正，所以要确定脉象有力才可以用它。它有泄热通便，软坚润燥之效，专门治疗实热积滞，大便燥结。

海粉是什么？为海兔科动物蓝斑背肛海兔的卵群带。海粉味微咸，气略腥，能够软坚散结，养阴清热，治疗肺燥，鼻子出血。

记住一句话：栀子凉心肾，鼻衄最宜。海粉也非常好，海粉跟栀子，对于治疗小孩子鼻子出血十拿九稳。

用海粉做清凉饮料饮用，可以解暑退热。元明粉、海粉同用，可以治疗痰火交结，咽干口燥，烦热胸痛。

心烦热燥，五脏闭结，轻则发热，重则上火，严重则发狂，就用元明粉。

有一个狂人，他家里没有多余的钱送他到精神病医院，怎么办？找土医生，土医生一看，给他开凉膈散，凉膈散里有芒硝。狂人不断地捶自己的胸，这是胸膈有热，像火，一吃药就拉肚子，拉完肚子就静了。第二天再吃拉完肚子又静了，连续吃了十多天，不狂了。比吃镇定药还强，恢复啦！

所以，在狂躁发生上冲神志的时候，赶紧用凉膈散撤热下行，不要怕拉肚子。拉肚子跟发狂比起来，拉肚子轻多了。把这些热气往下拉，人就安神定志，呼呼想睡了。那团往头面上攻的火被它导下来了，叫导龙入海。也可以加海粉，为什么？入海，龙飞上来要做乱了，把它导下来，咸味能导龙入海。

假如睡不着觉，一点点糖，一点点盐，一点点醋，晚上用温开水冲半杯喝下去，这个觉就好睡了。

假如早上起来口苦、口臭，口腔溃疡上火，一点点盐，一点点糖，一点点醋，自己调到可口了，喝一杯下去，第二天就好了。

普通的轻症就可以这样用。因为盐能导龙入海，酸能降火，糖能够调和，甘甜益力，可以缓解疲劳。三个都可以治病。看到元明粉是咸的，我就想到盐巴。

《日华子本草》讲，元明粉明目。它怎么明目？元明粉跟桑叶一起煮水洗眼睛。现在好多看电影，看电视，看手机的，眼睛昏花，热痛，一洗过后就凉了。它还可以消肿毒。

眼睛长个痈，用芒硝，有一个洗目仙方就是专用芒硝。

老年人的病叫耳目病。治老年人的医生，在扁鹊时代叫什么医？耳目痹医，老年人的眼睛、耳朵跟关节最容易疼痛、痹痛。洗目仙方可以缓解白内障，减轻眼睛的痰浊、痰火壅堵。

你看如果家里着火什么都看不到，到处都是浓烟。人一生气，七窍冒烟，哪里先被熏到？肯定是窗户，眼睛就是心灵的窗户，眼睛花了。

有人说他眼力不好，按什么穴位补眼睛？我说一定要按解肝郁的解溪、太冲，这些穴位没弄通，眼睛就治不好，不要认为点点眼药水就可以清晰。

还不能上火，一上火眼睛就浑浊了。不能生气，一生气视力就下退。

大佛寺有一位老阿姨，她的眼睛就是痈肿。为什么会来寺庙，就是因为眼睛痈肿，听说来寺庙吃素行善，对眼睛好。我看到他那么虔诚我就送给她一张洗目仙方，就把她眼睛治好了。

《证类本草》讲，元明粉治一切热毒风。

无论什么样的疮痈，只要爆起来的，就可以用芒硝把它消平。爆起来的疮痈，初起要解毒清热，芒硝是解毒的圣品。

《医学入门》讲，一切痰火，芒硝可降。

老师讲一个非常奇特的案例。一个怪病，一个人龇牙咧嘴，表情狰狞，时而破口大骂，时而平静如常。你要给她药吃，她说她没病，把药甩给你。

张锡纯给她吃芒硝，但是她又不吃，就让她的家人配合，叫建德若偷。立功做好事偷偷摸摸地做，悄悄做。把药拌在饭菜里，让她吃不出来。半个月以后，怪异的症状慢慢就少了，一个月以后好了！

张锡纯一看，她这个狂，狂不就是痰吗？怪病多由痰作祟。他这个打人毁物不是火吗？哦，芒硝治一切痰火。

《本草纲目》记载，芒硝跟黄连一起煮水，就是古代的眼药水，可以点眼睛。所以眼中赤痛、热痛，布满血丝的一点就好。这是古代的眼药水，治疗眼赤肿非常好。也可治疗上焦风热、解暑。

《本草求真》记载，芒硝降心火，退胃热，消痰涎，消肠垢。伤寒食热狂躁能平，胸腹宿食堵积可清。通大便秘结，消阴火头痛。

诸躁狂越，皆属于火。所以一摸到脉上越，可以吃3～5克芒硝，就下来了。你觉得心意识降不下来，老是胡思乱想，搞点芒硝一吃就降下来了。

海粉，肺燥之良药。

海粉味咸，咸能软坚，还能降火。像练太极拳能够化僵为柔，这个僵硬板结块状的东西可以把它练化了，练柔了。海粉就有这个特点，它能够将顽痰变软，软痰就消了。

有一个人脖子上长了好多瘿瘤。他有一次到海边去，看见大家都在售卖这种海粉，听说当地可以作为凉茶消暑服用。他正好烦热，很想喝这个，连续喝了一个月，脖子上的瘿瘤就消掉了。这个在古籍上都有记载。

《本经逢原》记载，海粉散瘿瘤解热毒。看到没有，瘿瘤，脖子上的结节，可以用海粉来散。

《本草从新》记载，海粉能够治烦热，养阴气。心烦气恼，无事常生烦恼，喝点海粉茶，养阴气，晚上阳不入阴，为什么呢？阴气太少了。海粉就可以治失眠。它养阴气，令阳能入阴。

《纲目拾遗》记载，海粉主风痰。风痰，如癫痫，风和痰都上来，痰上来就有各种怪动作，风上来眼睛往上吊，手抽搐，你要想到有海粉这味药。

《本草再新》记载，它可以润肺滋肾。记住，燥咳，咳出来的痰结块的，硬的；干燥的，肺里头好像要烧焦了，用海粉。

《随息居饮食谱》记载，海粉清胆热，这三个字很重要。细辛可以壮胆火，让人胆大。海粉清胆热，让人别那么粗心，别那么暴躁。一个人暴跳如雷，我就会选择用海粉。鞭炮性子一点就炸，吃海粉。

《药性歌括四百味》讲，海粉味咸。大治顽痰，它治顽痰是非常有效有力量的。咸能软坚，这些顽痰、瘰疬、积聚，这些硬疙瘩它都可以治疗。

《伤寒蕴要》记载，伤寒发狂，用玄明粉2钱，朱砂1钱打粉，冲水喝。单玄明粉一味就很好了，加了朱砂，如猛虎添翼。

为什么呢？狂躁是大脑出问题，大脑的问题出在心脏，心脑相连。心如平原烈马，控制不住了易放难收。学如逆水撑舟，不进则退。心的火又从哪里来？小肠，小肠火用芒硝，心火就下降，朱砂再降，心神一安，火就从大脑下来了，上不去了。所以这是釜底抽薪之法。

《圣济总录》记载，元明粉治大便不通，用元明粉半两打粉，每次服用2钱就好。如果条件好，可以用冷茶磨木香入药，效果更好。因为有木香行气，元明粉以攻为主，加点行气的药它会和缓一点。

《濒湖集简方》记录，如果一个人热到极处，吃了煎炸烧烤，一回来，咽喉痛，头脑爆痛，喝了酒之后头就想撞墙。有一招可用，即童便配元明粉，跌打损伤，瘀血攻心、攻脑、攻头，它一下子就降下去了，专治这些狂躁之人。

《圣济总录》记载，鼻衄不止。就是说鼻子老出血，止不了，元明粉用冷水热水交替调了以后，服用2钱，然后再去睡觉，睡醒就好了。

《慈航活人书》记载，一个人得了疳积，眼睛坏了，怎么办？其中就有用海粉来配治消疳积的方子。

龚士澄龚老曾有一个经验，他用各种仁类药，杏仁、松子仁、柏子仁、郁李仁、瓜子仁、火麻仁这些仁类药治疗老人、孕妇、产妇体虚便秘，安全有效。

但是发现大便便秘到羊屎球那样既硬结又难屙的，用五仁丸效果不理想。加了3～5克元明粉冲进汤里，大便马上硬变软，软变稀，难排变易出。每临证使用，既见效果又不会损伤正气。3～5克元明粉起到画龙点睛的作用。

杜雨茂先生有个经验，麻子仁丸治阴虚肠燥，久久不愈之便秘，老幼皆宜。但是有部分病人服用后就耐药了，时而好时而停药又秘结了。后来就在麻子仁方中加元明粉，把它重新炼成丸也好，或者改丸为汤，发现效果特别好，而且治好了不容易发作。

接着我们看元明粉配伍。

元明粉配大黄，专门治疗热结便秘。

元明粉配瓜蒌，可以治疗一切痈疽跟痰热在胸膈。

元明粉配黄连点眼睛，可以治目赤痛。

元明粉配冰片，开窍醒神，可以治疗一切咽喉痛。

有人说要去买喉风散。不用，你自己都可以制作。元明粉打粉加冰片，装在罐子里，一喷咽喉，那就是治疗咽喉肿痛的药散。

元明粉配藿香、佩兰，可治疗暑天感冒，外感暑湿、暑温、暑热。

元明粉配鸡内金，可以软坚散结，化结石。

元明粉配火麻仁，润六腑之燥坚。

青　皮

🦋 青皮伐木。

木，五行属性为肝。这里所说的"伐木"，不是说金属可以砍木，而是说青皮的行气作用很强，可以将肝郁解开来。肝气郁成一个疙瘩，青皮一进去就把它"打"散了。

老师碰到过江西的一位乳腺小叶增生病人，她看到书上方子里有橘叶茶，喝了一个月，乳腺增生结节就散掉了，但是她介绍给她的朋友就没有效果。

我说："你朋友乳腺增生多久了？"她说："四五年了，时间久长得比较硬。"我说："她除了喝橘叶茶，还要放一些青皮进去。青皮放进去，那个乳腺结节就散掉了。"

叶子破气比较疏散，未成熟的果实性比较烈。你看那橘子还没成熟之前，难以入嘴，酸死了。成熟之后，甘甜和缓。

青皮，它跟陈皮最大不同是：陈皮和缓，青皮峻烈，青皮烈性子，跑气非常快。

所以古代有一句话：一味青皮即逍遥也。一味青皮就是逍遥散，"快气"两个字可形容青皮的特点。它能让气流通快起来，畅快起来，没有疙瘩，就不会有结节，没有抑郁就不会长包。

所以青皮伐木，伐的是什么？伐的木郁，把它解开来。肝木在五行里是最容易抑郁的。情怀一不畅，肝气就郁结。

肝气郁结的病人很多，郁结后表皮容易长斑。所以四物汤加行气的青皮、陈皮，可以消斑。

郁结于鼻子，它可以形成鼻息肉，睡觉呼吸不通透，好难受，苍耳子散可以加点青皮。苍耳子散舒肝解郁的力量不是很大，它以通宣开窍为主。但是孔窍已经有团赘肉了，是郁结的产物，肯定要用点青皮、陈皮、柴胡，来解郁。肝气郁结，你看到的是结，鼻息肉，我看到的是郁，肝气郁滞。所以鼻息肉照样用疏肝解郁法，因为它是一团郁。

还有这个疮。郁结在皮肉叫疮，古人一味香附治疗痈疮初期，一味香附饮，香附加青皮都可以。浓煮以后喝掉，疮就被平掉了。

有些疮，你看微微爆起来不是很红很肿，也不是很痛，为郁结。青皮、陈皮、香附三味药煮成浓汁，消痈疮初期。气散结化，气聚结成。破气散结，气破开来，结就散了。

我们再看郁结在肌肉。脂肪瘤，脂肪瘤你不要认为只治脂肪，还要治脾，因为脾主肉。还要治肝，因为肝主气，气郁成结，结久成瘤，它结得好久了，就变成瘤，留在那里不肯走。所以脂肪瘤治疗要肝脾同调。

昨天一位上海的病人说："曾老师，我这个是虚证还是实证？"我说："是郁证。因为你下面怕凉，上面心烦睡不着觉。是中焦郁住了，是郁证。"

在风雨寒暑外邪剧烈的年代，你要重视解表剂。在战乱体虚劳累的年代，你要注重补益剂。在如今太平盛世，大家丰衣足食，生活习惯不好的话容易搞得身体疲劳疲累郁闷烦，人际交往多了，障碍也多，这时要重视和解剂。

两个人在打架，找一个和事佬过来讲一顿后，解开来了。挫其锐，解其纷，和其光，同其尘。大家和好如初，解开心结。用小柴胡汤、柴胡疏肝散等和解剂。所以太极就是和法，又叫太和、大和。

　　昨天早上一病人过来，因为他胃痛吃了很多胃药治不了。我说他是肝的问题，木克土。给他开逍遥散，再加一味逍遥快气，即青皮。吃了以后胃痛就好了。也就是说胃里胀气也是肝气郁结的产物，不要把胃病就只看作是胃的问题，不要孤立地看问题。

　　再看脖子，刚才讲到脂肪瘤，那要肝脾同调怎么调？

　　只要将治肝的逍遥散加上治脾的保和丸两个方合并一体就可以将脂肪瘤化掉。那些普通的脂肪瘤，三分治，七分养，还要加上锻炼。逍遥散治脂肪瘤的源头，治其源头令其不生，未生者令其不生。保和丸能消积肉、赘肉，已生者令其融化。所以，逍遥散治其来源，保和丸可以消积滞治其去路。

　　我们再看肝气郁结在咽喉，急性扁桃体炎。

　　用扁桃三药，即威灵仙、白英、青皮三味药。白英解热毒能够治肺癌，威灵仙能够化一切梗塞，宣风通气，这两个药治疗扁桃体炎都好理解。

　　唯独青皮不好理解。扁桃体发炎，用青皮干什么？原来发炎有两大特点。第一就是热毒炽盛，用白英清热解毒，这个好理解。第二，吞东西梗阻，如鱼骨刺喉，鱼骨刺喉用威灵仙可以软化，这个可以理解。

　　但是还有一点实热的一般人难以理解。最近如果特别生气，情怀不畅，再吃点煎炸烧烤，忘了喝水，再熬夜几天，这个咽喉就痛了，就肿了。

　　此时首先要解其情怀，逢结必破，讲的是青皮。逢郁必解，讲的是柴胡。柴胡可以解郁，而青皮可以破结。已成形的包块，看得见的要用青皮、三棱、莪术。未成形的，那里觉得胀胀的，没有东西，这时就用柴胡、陈皮。

　　扁桃体肿大，臃肿肿大就是一个结，青皮就专门破结。一般人认为它只是破胸肋乳房周围的结，想不到借助威灵仙、白英的劲，它还可以破咽喉的结，而且一般咽喉的结还多影响到吞咽。

　　我们曾经用扁桃三药治疗一例发热39.5℃的病人，扁桃体发炎到高热，水都喝不进，到咽喉没法咽都吐出来。

　　扁桃三药各30克，再加小柴胡汤，小柴胡汤解热嘛，一剂药烧退了，能喝水，三剂药咽喉完全好。柴胡当时用了 20 克，重用柴胡解表，轻用柴胡升阳。

那如果肝气郁结，结在乳房呢？那叫乳腺增生，就用青皮和橘叶打成粉，分开放，如果严重的多放青皮，普通的用橘叶。

现在流行一种茶，叫小青柑。就是橘子还没有完全成熟采摘下来，去掉里面的果肉，塞进茶叶，把它晒干了。这个茶叶有解毒的作用，还带有青皮行气的作用。

青皮可以将郁结的肝木通畅开来，再配上茶叶，茶叶解毒。所以肝郁化火就喝青皮茶，就是现在讲的小青柑。

郁结在肝部叫囊肿，囊肿是水所聚。气行水行，气滞水停。肝部的一些囊肿，用旋覆花配青皮。

青皮跟陈皮本是同根生，它们是同一个橘类。陈皮是已成熟的果实果皮，青皮是未成熟的果实果皮，果皮为绿色，所以叫青皮。青皮处于升发状态，自身就带有一股倔强的向上冲的力量，像初升的太阳，像股票往高处涨，像投篮那一瞬间出手上升的状态。

陈皮呢，已经成为饱满的果实，红黄红黄的，它像抛物线到最高点，又像股票线已经平了，很难再往上突破了，饱满了，所以陈皮的冲劲没那么大，平和之性多了。

但青皮的冲劲就好大。它入肝经，是足厥阴肝经的引经之药。凡肝气郁结导致的巅顶头痛、咽喉痛、乳房痛、胁肋痛、少腹痛、阴器痛，以及膝盖痛，从头到脚凡是肝经所过之处，因为动情绪疼痛加重者，甚至胃痛、疝气痛、肺痛、咳嗽，都可用青皮。

但是想要治疗肝气郁结的疼痛，青皮不要单用，要用醋制青皮，疏肝解郁止痛效果更妙。有人说用了青皮，效果不理想，那改用醋制青皮效果肯定强。

《药类法象》记载，青皮主胸膈气滞。胸跟膈，雷霆暴怒以后胸膈气滞阻塞了，喝青皮茶。又讲到消食，胃口不太好，青皮跟茶叶一起泡水，就可以消食化积。

《药性赋》记载，青皮其用有四。破滞气愈高愈效，消坚积愈下愈良。

什么意思？有些人生气了，有郁闷之气，眼睛都肿了，那就要用青皮，剂量越大越有效。青皮、菊花就可以治疗气得眼珠子发红、发肿、发痛。

有些人膝盖上长包块，或者脚趾头上长一些鱼鳞一样的包块，用青皮。四妙散加青皮可以将下半身湿气郁结的包块消掉。

因为青皮比陈皮要重，要快，快气下行。所以结块在下半身的，破得好快。气聚在上半身的，它就散的很快。

它消坚积的效果好，削铁如泥，它能引诸药至足厥阴肝经，可以下饮食入太阴脾经。它是升肝降胃为一体的药。

《本草衍义补遗》说，陈皮治高，青皮治低。胃脘消化不良一般用陈皮。肠子里有堵塞，阑尾炎、肠炎，要用青皮。肠子气滞，一般选择青皮。

气虚弱者少用。治疗肋痛，醋炒为佳，醋能软坚。

《本草纲目》说，青皮色青而烈。所谓肝欲散，它就急需辛行散之，酸以泄之。所以青皮用醋制，辛酸一体，既可以酸敛，又可以辛行。

《仁斋直指方》记载，小儿食积用青皮，它还能够发汗，性非常烈。小孩子受凉了，肚子又有食积，吃点青皮粉。它性升发，可以发汗，而且又可以消积。

《本草备要》讲，柴胡疏上焦之肝气，青皮平下焦之肝气。

有些人气的头晕目眩，要用柴胡疏肝散。如果气的疝气都发作了，要用茴香橘核丸加青皮。气的小肚子有团气都散不了，要用青皮。气得胸跟脖子以上非常难受，那要用柴胡。胸膈以上多选柴胡、陈皮，胸膈以下多选青皮、橘核。胸膈周围，膈嘛，厚朴、槟榔、草果对膈的效果比较好。

青皮能消坚，古人认为，肝气郁结久了会变成坚块。青皮伐木就是它能将坚块砍伐掉，故而那些痰饮陈癖，痈瘤成结很久的，可以用青皮。

有一个男子经常跟妻子吵架，肝气不和，胸肋刺痛，像被打了一样。用青皮酒炒后煮水服用，多年的刺痛就好了。

故而《方氏脉症正宗》讲，一个人肝气不和，胸肋刺痛，如击如烈者，像被别人击打。比如说你打篮球，别人球一传过来，速度太快，你没来得及反应，胸口就被猛烈的撞击，打到了，一运气这个胸肋就隐隐作痛，很不舒服。这时就有专门的方子治疗胸肋刺痛如击如烈。

用青皮8两酒炒，白芥子、紫苏子各4两，龙胆草、当归各3两，这五味药打成粉末，早晚各服3钱，胸胁之间的刺痛就会好。有条件的用韭菜汤服用，效果更好。

《方氏脉症正宗》又记载，心胃痛久治不愈，多吃两口饭都痛。青皮、元胡、甘草、大枣四味药，水煎服，这是治疗老胃病的良方。

元胡止痛，青皮行气，行气治其本，元胡止痛治其标，甘草、大枣调和诸药，久病溢及脾胃。所以简单的四味药就是老胃病的良药。

《医林类证集要》记载，伤寒呃逆，用四花青皮。什么叫四花青皮？这个两刀切下去就开成几瓣？开成四瓣。青皮治疗呃逆，研成粉末，每次服用2钱。

朱丹溪记载，有人久郁成积，忧劳成疾，乳房内有核桃一样的结块，不痛不痒，五六年以后就会成痈，再久了就会变成像石头一样板硬，叫乳癌。用青皮4钱，煎汤服用，慢慢饮服，久而久之就会化掉。能喝酒的水酒各半煎服。

朱丹溪又讲到，乳房属于阳明，乳头属于厥阴。乳母因为愤怒郁闷，加上乳母的饮食营养比较高，膏粱厚味很容易引起肝气堵塞，继而导致胃经不通畅，胃一热就熏蒸血气沸腾，化为脓浊，这种情况就可以用青皮。

但是青皮治的这些痈疮一般是爆起来的。很明显的地陷下去了，要多用艾灸，这个就比较难治。

曹某26岁，左边的牙痛了半个月，好好停停，最后难以入睡。一吃热的就痛得不得了，痛得呻吟，工作都快丢了。

　　然后找到一个叫张广霞的医生给她开了青皮 10 克，石膏 30 克。其余解毒的药如龙胆草等之前的方子里都有，不同之处都是就是加了青皮，服了三剂疼痛消失。再服用两剂巩固疗效，从此牙痛就好了。

　　原来这方子是苗家祖传验方。它的特点不单是清热解毒，它还带有疏肝行气的功效。

　　热毒易解，肝气难疏。因为齿牙之间是连着这些筋的。普通的牙长一个包，痛嘛，用石膏一下子就退掉了。可是牙深层次那些筋发炎了，就要加青皮。这个是一个经验。因为肝主筋，筋膜上都发炎了，你还真得要用青皮。只是肉上发炎，鼓一个包，上火而已，弄点石膏，大火就退了。

　　你看有些人的炎症为什么那么难治？因为炎症已经入经着骨了，就是说到了比较深的地步，而不是在皮肉跟血脉。

　　我们就要用一些古人认为很霸气的，入络的，搜经剔骨的，如威灵仙、细辛、青皮等猛将，搜剔顽痰、伏痰的，穿透力很强的药，如白芥子。除了要有普通的刀，还要有秘密武器。就是你要知道普通的行气药，还要知道秘密的破气药，手段比较凶猛的。

　　自此以后，你就知道有一些病痛上火郁结，发现怎么老吃白花蛇舌草凉茶好不了，可以用一些入骨入经的白芥子、青皮，还有书籍记载的皂角刺也可用。

　　一般的红肿热痛，用蒲公英一下就好，因为它在表层。怎么顽固的红肿结节用蒲公英好不了，是不是蒲公英没用？

　　你要学会变通。普通的眼疮，蒲公英、桑叶就能搞定。如果搞不定，青皮、皂角刺加进去，白芥子加进去，搜经剔骨，也就可治了。

　　你自己去研究仙方活命饮，将来我们学名方或者汤头的时候，你们好好听听，看看仙方活命饮的组合。它难道仅仅是金银花解毒吗？为什么要用皂角刺？皂角刺力量还不够，还要加动物的壳——穿山甲。发现气分还不够，还要加血分的当归、芍药、白芷。

我们看《得配本草》讲青皮的配伍。

青皮配厚朴，可治疗邪伏在膜原。

青皮配槟榔，可以治疗邪伏在肚腹，还有阑尾炎。

青皮配枳壳，可以治疗胁肋痛，胃痛。

青皮配肉桂，可以治疗胸痛，胸胁相连。

青皮配酒来服用，可以治疗乳内的结核包块。

青皮配神曲，是小孩子食积感冒的良方。肚子堵了又感冒，青皮配神曲，它们两个都能消积解表发汗。

青皮配橘叶，可以治疗乳房肿块。

青皮配香附、柴胡，可以治疗胆道堵塞，胆囊炎。

青皮配蒲公英，可以治疗眼疮。

青皮配金银花，可以治疗通身长疮，金银花的量要大，用到 30 ～ 50 克。

青皮配瓜蒌，可以治疗乳痈。

青皮配乌药、小茴香，可以治疗疝气，像天台乌药散里面就有青皮。

青皮配山楂、麦芽、神曲，叫青皮丸，专门治疗暴饮暴食，吃多了食积。

青皮配三棱、莪术，可以治疗癥瘕积聚，气滞血瘀包块。

紫　菀

🌿 紫菀克金。

《神农本草经》记载，紫菀的根须呈紫色，柔软。它的特点就是润肺化痰、止咳平喘。

据说带"紫"字的植物，含有花青素，能抗衰老，耐老。

《神农本草经》还记载，紫菀安五脏，延年益老。你不要认为它只是治肺、治痰、治咳，它还可以治五脏。

这个达哥，他的小女儿彻夜咳嗽，我给她用四逆散加止嗽散。方中就有这个紫菀，第二天早上就发消息过来，说咳嗽好了。

那个小女孩咳嗽，以前是彻夜咳，父母都没法睡觉，吃药当天晚上一夜都没咳。一剂药就好了，这个止嗽散斩咳尾的效果真的很强。但是我们不能局限于紫菀止咳化痰，它也有这个延年耐老的作用。

紫菀润肺，古人讲润肺润哪里，润肤，肺主皮毛。

紫菀的根非常细长，它疏通气机作用明显，它可以开宣肺气。古籍记载一个案例，有个病人大便秘塞不通，非常难受，用诸多通秘结之药，仍然没有好转，众医束手。然后有一位医家就用了20钱的紫菀，煮水，病人服完药后，须臾遂通，就是立刻见了奇效，然后大家不解，问他道理，这个医生就讲，很简单，气跟肺相联通，肺与大肠相表里，肠乃肺传送之所。

肠道闭塞不通，是肺气没有宣通所致，紫菀可以清理肺气，宣通肠道。所以紫菀可润肠通便，治疗中老年人便秘有很好的作用，这是变润肺化痰之药为润肠通便之品。为什么不用其他的，因为其他止咳药不够润，紫菀可以润，像当归、杏仁也可以加进去，它们都比较润。

《神农本草经》记载，紫菀主咳逆上气，胸中寒热结气。

所以天气冷热交替的时候，咳啊咳，应立马想到紫菀。紫菀、百部、款冬花，专治咳嗽一把抓。抽烟的咳嗽也管用，抽烟又喝冰凉饮料、冰啤酒，吃煎炸烧烤。这叫冷热交替，牙不好，肺也不好，就咳。这种寒热结气，最好的药物就是紫菀。

五经富中学有个老师，他去外面喝酒以后回来咳嗽，三天没好，我让他买小柴胡颗粒配合止嗽的冲剂，这个止嗽冲剂里面就有紫菀，买回来吃一次就好了。

对于食物的冷热跟天气的冷热，导致了肺不能调和而咳嗽，可以选择紫菀。

如果伴有冷热交替，再选择小柴胡汤。小柴胡汤加紫菀，专门治疗冷热不均，气血不匀的咳嗽。早上起来骑摩托车，空气吹到肺里老是咳；开会时吸别人二手烟，也老是咳；还有风吹草动就咳，小柴胡汤加紫菀，立效，就是说效果非常快。

《神农本草经》记载，紫菀还可以治疗痿蹶，痿是什么？就是手没有力量，举不起来。蹶呢？一蹶不振，像瘸子，瘸腿，就是说手足废，用紫菀。它的医理是什么？医理就是"肺为娇脏"，肺热，肺叶娇就发为痿，而紫菀，它能够补肺，它是补肺很重要的一味药，肺主一身之大气，它可以补肺。

有些偏瘫、痿弱的病人，老是咳嗽，提不起气，用补中益气汤虽好转，再加紫菀，就是可以根治的。所以你看一个人虚劳，又老是咳嗽，最合适的就是紫菀。

因为紫菀可以治痿弱，也可以治咳嗽，这是今天学的这味药的特点。

《名医别录》记载，紫菀主治咳吐脓血，止喘跟心悸，就是心慌心悸，喘跟悸是什么病呢？肺心病。喘出于肺。悸，心在那里惊悸，属于心，所以心脏病引起咳嗽，肺病又引起心慌，用紫菀。

同样，心肺有病，鼻为之不利，所以有些中老年人鼻炎，不是鼻子的问题，而是心肺出了问题，那桂枝汤要加紫菀，所以鼻炎又带咳嗽的，苍耳子散要加紫菀。对于气喘、哮喘又带心脏病，心慌心悸的，效果好，用紫菀，肺心同治之药。

《名医别录》讲紫菀主五劳体虚，五劳七伤。五劳七伤的人都有一个特点，什么特点？咳嗽！诸气膹郁，皆属于肺，本身郁闷他肺就伤了，然后又嗜酒，肝又伤了，还忧思，更伤肺，还经常跟人打架，搞得精疲力尽，所以老是咳嗽，就是一剧烈运动就咳。像有病人来找我们说，他不能干活，不能捡石头，一动就咳嗽，就胸闷难受。

这就是五劳体虚，咳喘心悸，这时呢，你可以大胆给他用八珍汤加紫菀。肯定是虚劳得到补，咳嗽又得到除，真的是培土生金第一妙组合。

八珍汤可以培土，紫菀可以生金，补肺金之气最足。

曾经有一个病人咳嗽，找到一位我大学跟诊的老师，他是教授，给病人开了这个止嗽散斩咳尾。

"止嗽散用桔甘前，紫菀荆陈百部研"。

这是个多好的汤方，可是吃了效果不理想。他第二次又过来，说还没好。然后教授就在紫菀前加了两个字，哪两个字？辫子，辫子紫菀（简称辫紫菀）是紫菀中的极品，根粗饱满如辫子，气很足，回去熬好汤药以后再兑一点点蜂蜜，润肺。

这样一调理呢，那个病人回去吃完药，咳嗽就好了，欢欣雀跃。

止嗽散可以解决普通的咳嗽问题，然而要解决疑难问题，还是要靠道地药材，还是要用蜂蜜、辫子紫菀这些药，这是一个经验。

紫菀还可补不足，治小儿惊痫。小孩子呢，惊惶失措，癫痫。癫痫呢，痰浊从心肺冲上大脑，而紫菀呢，在心肺里就把痰给拦截了。

《药性论》记载，紫菀能治疗胸肋痛，可以通气于胸肋，胸肋乃是肝肺所布。

紫菀是克金的，能佐金平木，帮助金把木给摆平了。有些人怒呢，就头痛，偏头痛，用小柴胡汤；有些人怒呢，眼睛痛，那就用龙胆泻肝汤；有些人怒呢，舌头痛，一生气，舌头痛得连东西都吃不了，那用四逆散加导赤散；有些人怒呢，牙齿痛，肝火引动胃火，那用清胃散。

但偏偏有些人一怒呢，就咳嗽，这种人很多，随便举一个案例。一个广州过来的小女孩，鼻子很小，我一看，就说她平时比较小气，缺乏运动，养尊处优，肺活量小，气量不够，所以一着急一生气就咳嗽，怒则气上，肝木横行霸道，那就要佐金平木了，我要将肺经这个宰相请出来，去平息肝这个大将军，四逆散配合肺三药、胸三药。

肺三药是紫菀、百部、款冬花。

胸三药是枳壳、桔梗、木香。

一吃这个药就不咳了，气量变宽宏了，所以胸三药是让人气量变宽宏的。所以你们碰到一动气就咳嗽的，像林黛玉，一动气就咳嗽，那除了用疏肝的、宽胸平肺的，还要加一个培土的，因为她素来体弱，所以要金、木、土同调。

通过四君子汤培土生金，再通过紫菀之类的药，佐金平木，再通过疏肝的柴胡解郁、散结，所以中医看问题永远都是在调阴阳五行。

《日华子本草》记载，紫菀可以润肌肤，添骨髓。

这个经验好。你们看，这个紫菀的根须垂下来，像不像坐骨神经。医学院的老药农说他腰背好痛，平时也咳嗽，他就用紫菀来煮水，他吃了以后，咳嗽也好了，腰痛也好了。

当时我不以为意，后来翻阅古籍的时候发现，这个紫菀润肌肤，添骨髓。像疲劳透支，它透支什么？先透支人体的中气，再透支人体的元气，最后抽人体的骨髓油。

紫菀能降金生水，就是让人安静，让气归田。这种治法叫投金于水。所以紫菀配牡蛎之类的药，治咳嗽爆火，木火刑金，效果最好。海蛤壳、青黛、牡蛎、紫菀一下去，咳嗽就好了，专治那种熬夜，又跟人动怒，最后咳嗽不止。就是说水不生木，木火又刑金，我们就通过紫菀来佐金平木，牡蛎来降金生水，再配合青黛来清肝降火。

《日华子本草》讲，紫菀可以止消渴。

有人让我讲一下糖尿病的用药。紫菀算一个，糖尿病病人，特别是带咳嗽的，可以用紫菀。

《本草分经》记载，紫菀可以治血痰。就是咳嗽带血的，它有这本领。气上则血上，降气则血下。

《本草纲目》记载，紫菀是肺病要药。所以治肺，这个非常紧要，为什么有的时候临床用紫菀，效果不好，殊不知是被人以旋覆花的根、车前草的根去代替，有时你抓的药，已经被狸猫换太子了，调包了，所以效果不好。

《本草备要》记载，紫菀乃血痨圣药。老咳血，血痨不单是肺里面咳血，还有膀胱尿血。

郭某60岁，膀胱尿血一年多了，时刻都有一点儿血，就是不好，在北京的医院反复检查治疗没有效果后，找到黄明医师，医师跟他说不单要治尿血，还需要补中益气。用补中益气的思路，就是调脾土，用黄芪、当归、山药、菟丝子、杜仲、甘草，再加紫菀30克，连服五剂，尿血消失，腰酸痛亦除，为什么如此神速？

原来医生跟他说这叫血劳，紫菀要重用30克，什么叫血劳？就是疲劳以后老出血，你有没有发现，有些人一疲劳，牙齿缝都变松了，而且一刷牙就出血，睡好觉了又没事了，因为精气神密固了。

这种劳血也要用紫菀加旱莲草，金水不调，紫菀能够调金到水，旱莲草能够调水到金，金水互生。所以用这两味药治疗疲劳出血效果好。

但是治疗突然火热出血，栀子凉心肾，鼻衄最宜。尿血、便血、牙齿出血、眼睛出血，突然间爆发来的，用栀子。但如果它是长久地慢慢地渗一点点血的，就要用一点旱莲草、紫菀、黄芪。

《本草求真》记载，紫菀又能通水道。所以尿涩难通，可以用它降金生水。

李士材说紫菀是金玉君子，必须多用独用，才能见神效，它非常平和，可以大剂量用，30～50克的用，它能够从肺里一直降金生水，像高山流水，下面膀胱就会通畅。

譬如有个妇女，突然间小便排不出来，孙思邈说这个简单，用紫菀打成粉末，用三个手指抓一撮起来，让她服用，一次就好了，尿就通了。

孙思邈把这经验记在《千金方》上面，紫菀末，井华水，服用三指撮，三个手指一撮。就是说，妇女突然间小便不通，通过宣肺，提壶揭盖，宣通肺气，让膀胱通达。

《本草图经》记载，久咳不愈，紫菀、款冬花、百部，三味药，捣成散，每服3钱，可以用生姜3片和乌梅1个，煎出汤来调服，效果好，生姜散，乌梅收，一散一收之间咳嗽就好了。

有个小孩子老是咳嗽多痰，听诊还有哮鸣音，直接用紫菀30克，陈醋20毫升，煮过后，这个味儿一出来，就用这个药味去熏，熏两天就好了，这叫气雾疗法。

这个紫菀醋，专门治什么？婴幼儿伤风咳嗽，呼吸粗重，叫他吃药，觉得很难吃吃不下，那就熏鼻子，然后吃个1两调羹也好，气顺则不咳矣。

我们看紫菀的配伍。

紫菀配麦冬，可以治肺心病，就是晚上咳嗽睡不着觉。

紫菀配生地，可以补肾，治疗血尿。

紫菀配丹皮、白芍可以治疗胃出血，胃热。

紫菀配百部、款冬花、乌梅，专门治疗久咳久嗽。

紫菀配荆芥和防风，治疗微咳，像止嗽散它可以斩咳尾，就是说咳，又不大声，微微咳，止嗽散对于微咳效果最好，就是说这个咳可以忽略，但偶尔又来烦你一下，那种轻轻地咳，就用止嗽散。

　　还有受了风寒感冒，头晕头痛好了，但是留下咳嗽的尾巴，怎么办？六君子汤加紫菀，六君子汤健脾带一点点燥，加了紫菀就润了，燥润相济，所以对于感冒后期，咳嗽老不好，胃口也提不起来，用六君子汤加紫菀，如果想让胃口好起来，再加一点神曲、麦芽，胃口就开了。

　　还有肺痨的人，久咳嗽，用二母，即知母、贝母，再加紫菀，就是紫菀汤。大便老是拉不出来，紫菀配火麻仁，都重用 20～30 克，一吃就通。

　　尿痛的，紫菀要配车前草，服下去，这个尿就不痛了。

　　胸中痛的，用紫菀、丝瓜络，可以治疗咳而胸痛，通胸肋疼痛。痰非常多而且黏，紫菀要配瓜蒌仁，可以滑肺中痰，因为紫菀乃肺病要药，瓜蒌仁乃是黏痰神品，两个一配，专治黏痰在肺。

　　紫菀是流通肺气力量最为柔和的一味药，心柔万邪息，念刚百症起，就是说一个人老是非常刚强，刚硬，像金属一样，那我们找哪味药呀？找紫菀，紫菀克金，所以这个歌赋讲：青皮伐木，紫菀克金。紫菀就可以让这个金软下来。

　　所以有的时候呢，老师会问一个病人，病情什么时候发作最严重？他说就是跟别人吵架的时候，或者嫉妒人家，或者大声说话，或者心中忿忿不平讲骂人的话，就是说一紧张，一不安，一杠，这个病就加重。

　　紫菀加进去，就给你理顺。

　　紫菀在老师看来，它是仙品，就是让这些杠人，就是像钢筋一样的人，变得松软，叫克金。

　　你看一个人性格僵硬到大便都像钢筋条了，用紫菀，能松软下来，所以它可软肠、软肝、软肺、软血脉、软尿道、软胆管、软结石。

　　紫菀还是壮人的药，它是带补的，人补足了气，他就会丰隆。

　　你看很多治疗肺结核的方子，少不了紫菀，体虚力弱五劳七伤，少不了紫菀，治痨药独取阳明，同时别忘了这个肺经，土能生金，肺又朝百脉。

五加皮

 五加皮消肿而活血。

五加皮的叶、花、茎、根、干分别具有五种颜色，花开有五瓣，枝分开来也有五叶，五乃中土之术数。五加皮，辛温，辛能散风湿，温可以行血脉。它能驱风湿，止痛，行血脉补肾，并且能强筋壮骨，治风湿痹证所致的筋骨痿弱。

古代的道侣用此药来修道。据说，唐朝孙思邈时代，有个弃儿，人家叫他废子。废子手脚都行动不利，他有次行乞到道观，道观的道长就跟他讲："你想要一生行乞，还是想要从此站立起来？"

废子当然想要站起来。道长就留他在道观，服食这个五加皮，然后配合打扫道院，一年以后手脚全部恢复。

世人称赞道长有仙术，道长说："我这不是仙术，就是五加皮而已。"

宁要五加一把，不要金玉满车。

这个典故，就是说一把五加皮可以让人行动无碍，金玉满车都没办法让你得心应手，但五加皮可以。所以五加皮那时候就开始广泛被用到"废人"的身上，经脉痹废了，筋骨痹证，弯曲不得；颈椎顽痹，转摇不得；腰部痹证，俯仰不得；膝盖痹证，跪弯不得；指节湿痹，使动不得，就用一味五加皮。

老师认为这个"五"字，就是五脏，加是什么？它可以加持，加强，加强五脏功能，所以老师才讲到五加皮是古代道人修道的药，道人不是身体废了才吃五加皮，他想要身轻如燕，身体好了吃它会变更好，身体差吃它会变好，不灵活吃了变灵活，灵活的吃了会变灵敏。

比如说这个小孩子五迟，什么叫五迟？就是立迟、行迟、发迟、龄迟和语迟，样样都慢过别人，发育跟不上，像种子一样，同样撒下去，有些种子已经长成材了，有些还是矮墩子。

中药世界里有一味药，专门攻克五迟的，就是五加皮，所以有句话叫，五加皮克五迟，专门克制这个五迟、五软。

在山东，有个大户人家，他生孩子的时候举家高兴，可是，孩子到三岁还站不起，举家担忧。

刚好遇见一名路过的僧人，来这里化缘，看到举家都黯淡，爱理不理，然后僧人一问才知道，这家出了一个五迟的孩子。

僧人跟他讲，老僧在庙宇里，跟师父收弃婴的时候碰到这种现象，师傅就会用一种方法，用五加皮熬水来，送服六味地黄丸，这个大户人家听了以后，像抓救命稻草一样，连服一个月后，小孩子能站起来，能走路，能说话，眼神也不呆滞了，可见六味地黄丸补先天之神效，五加皮壮后天筋骨之奇妙。

这大户人家，家里有一个老人，熬五加皮熬剩下的药渣，他没有丢掉，用来泡酒，然后服用，这个关节痛就全好了。所以五加皮可以让小孩子生长迟缓变正常，让老人正常衰退变缓慢。

《神农本草经》记载，五加皮主小儿不能行。

古人已经总结了，有些人腿脚不行，有些人智力不行，五加皮都可以用。

五加皮还可以主阴疮。阴疮一般是日久的，初起的一般叫阳疮，久病的叫阴疮，阴疮是筋骨往外面生发的作用下降了。

五加皮生发作用强，你看小孩子的脸上划一道刀口，很快就愈合了。手上有一个伤口，几天就愈合了。老年人呢？几周都愈合不了，而且还留疤，而五加皮有助于伤口的愈合。古代讲的，普通的骨头打断了，只要对位准确，五加皮一味药酒喝下去，长得密合无间，而且快速。

所以你们记住，五加皮可以让骨头迅速愈合满壮，何况只是溃烂的皮肤。

有一次，我碰到一例皮损的病人，他皮肤抓下去不是一条条血痕，一条条血痕叫荨麻疹，他这皮肤抓下去呢，流出血来，而且感染，破溃，老是不愈，一碰就痛。

余老师在参苓白术散的基础上加五加皮，我当时就愣了，怎么用这方法？余老师讲，损其脾者饮食不为肌肤，这是《难经》上讲的，他这个已经脾损日久了，不是皮肤问题，而是脾虚，脾又主肌肉，所以我们健脾壮肉，使肉饱满，皮肤修复功能就会强，此法名隔山打牛。

那为何加五加皮？骨断筋移位，五加皮都可以复续，它跟续断、骨碎补、杜仲，合起来，就是接骨疗伤妙品。

但是脾损呢，加五加皮的意思就是说，骨能生筋，筋能生脉，脉能生肉，肉可以生皮。五加皮主后劲，就是再生能力强，所以把五加皮看作祛风湿，强筋骨药，我觉得小看了它，老师把它看作是再生能力强的药。

五加皮还可以益气，就是说有些中气不足的老人，站不起来，补中益气汤加五加皮，补中益气汤将元气升举，五加皮令筋骨站立，所以这是补脾胃之气跟腰肾之力的完美组合。

这个组合可以起废的，什么叫起废？就是治疗小孩子成长发育不利，老人偏瘫，卧病不起，可以脾肾并补。

老师很喜欢这组药对，你看老师经常说"四君子汤加腰三药"。这就是脾肾并补的思路，久病必及脾肾，土能生万物，水是生命之源。所以补肾是疗伤终极之道，健脾是愈病不二妙法，补脾补肾，治慢性病。

以前有一位医家说不管什么病都是身体在衰老，所以只要能抗衰老，能提高人体的生机、活力，这个病就会减轻，那么抗衰老怎么抗？中药世界里，补中益气汤就是抗衰老汤，五加皮就是抗衰老的药，所以它不是治疗一般的这些疝气、脱肛，它是治疗身体老化。

你看植物老化了，叶会垂，干会弯，这个枝条会变黄，万物老化之象，都是这样，我们让老化变慢一点，用补中益气汤培其土，五加皮呢，壮其筋骨，补其水。

一个人脸上老是有黄斑，有黑眼圈，印堂发黑，嘴唇发乌，背驼下去，腰弯下去，手指屈伸不利，脚想要迈出去，但是不能得心应手，迈不开，偶尔有伤口很难好，皮肤又干枯，脸上黄暗，不能挺胸拔背，都是弯腰塌背，这些就是老象，针对老象呢，就用补中益气汤加五加皮。

你说这个不是简单地治脱肛，脱陷之症的吗？不！老师认为，它是治一切器官衰退之症，那等于什么？等于只要是病，人寒热不是很明显，老慢病的，你就用这个方，所以今天传的是老慢病的奇方。开出去就有口碑，用出去就有反响。

我们再看，《本草拾遗》讲，五加皮的花可以治疗眼部痈疮，捣烂后伴在酒里调服。《药性论》讲，五加皮能破恶血，逐风湿。所以腰椎间盘突出，有恶血；中风，关节痹痛，有风湿，四肢不遂，四肢不听使唤，都可以用五加皮。

贼风伤人软脚，硬腰，贼风伤人了，脚软了，走不了远路，硬腰，即强直性脊柱炎。

上海有一个强直性脊柱炎的小家伙，他到学堂以后，服用桂枝汤加葛根、杜仲、续断、桑寄生、五加皮、淫羊藿和骨碎补，一派强心跟通督脉的药，这是余老师的经验。

他回去后连续吃了三个月，我问他为什么能坚持吃三个月。他说他见到效果了，效不更方，他说他现在脊柱可以弯来弯去，就是脊柱活动的幅度变大了，舒服多了。

这个方子对这个脊柱的转摇有很好的作用，不然普通的桂枝加葛根汤，只能让颈灵活一点，加了五加皮、骨碎补、续断、淫羊藿等，就可以使腰到颈部这一节都热起来，暖起来，转动灵活起来。

五加皮又主多年瘀血在皮肌，就是说多年的瘀血在皮肤肌肉，比如，跟别人打架打伤瘀了，五加皮泡酒，加红花，可以内服，也可以外擦。

《日华子本草》讲，五加皮补五劳七伤，所以你看到一个人，他很疲劳又有损伤，你去问，几乎不是简单的过度运动、劳动、活动所致，那他必定是情怀受到打击。人的情志跟体力同时受到打击，衰老就会很快；一个人体力受到不断的打击，但是他心态很好，老得慢；一个人心态受到打击，可是他体力也非常好，经常有练武功，他照样老得慢。

但是你没有练武功，体力不行，然后心态又看不破，就老得好快，中医有办法吗？有！

中医就用逍遥丸，治疗情怀郁邑，再如五加皮、杜仲、黄芪、肉桂，治疗这个体力亏虚，所以你只用十全大补汤、八珍汤，补其体力亏虚，只是一方面，劳伤的容易治，但是没有逍遥散，这忧伤的，就难治。

所以，治病要看到，忧劳成疾，这个你经常会念，可是你不会解，忧就是心为忧，劳呢？是劳力、劳倦、劳累。体力的不足叫劳，心态的难受，叫忧，忧劳就可以成疾。怎么对治？用逍遥散遣其忧怀，用五加皮加补中益气汤或八珍汤，补其疲劳。

所以，劳动者，给他用十全大补汤、补中益气汤、参苓白术散，加五加皮、枸杞子。劳心者，给他用归脾汤、逍遥丸、柴胡疏肝散，解其抑郁，但是忧劳同时来的时候，你就要疏肝跟健脾补肾一起上。

《日华子本草》又讲，五加皮可以明目，它强筋嘛，肝开窍于目，肝主筋。它又可以聪耳，他能够壮骨，肾主骨，肾开窍于耳，所以可以让人耳聪目明，说白了，就是让人敏，君子欲纳于言而敏于行，就是说让人变得灵敏。

五加皮可以治骨节挛急，就是受冻以后，这个骨节长不开，活动幅度变小，五加皮可以让其活动幅度变大。

《本草图经》记载，五加皮酿酒来饮，可以治疗一切风湿、四肢痛。

《本草纲目》记载，五加皮乃壮筋骨神品，是疲痿症要药，祛风湿妙物，仙家所述。就是说，五加皮和酒一起煮，还可以加远志，可以达到祛风湿、壮筋骨的效果。

《本草蒙筌》记载，坚筋骨，健步。就是说健步如飞，五加皮让人健步如飞，它是健步药，强志，能让人屡败屡战，有这个顽强的志向、志气。

益精神，就是有益于精神。去女子阴痒难当，扶男子阳痿不举，所以它对于生殖系统疾病效果好，小便遗沥可止，阴疮湿毒可除。它的叶采来做蔬菜食用，可以散风疹于一身，它的根煎久来服食，可以祛风痹于通体。

《本经逢原》记载，五加皮壮筋骨要药，壮阳气神品，专治痿痹，痿是没有力量，痹是不通。所以它既可以补虚，也可以通实，为什么？它补肝肾，还可以祛风湿，还可以通经络，它是通补兼施。

《本草崇原》记载，五加皮乃是修炼加长生之药，是功夫家不老神品。

《景岳全书》记载，古代的道人呢，想要年老而有子怎么办？服五加皮酒。五加皮对不孕不育也是很有帮助的。

《卫生家宝方》提到，五加皮善治腰痛，五加皮跟杜仲炒后，打为粉末，酒炼为丸，这个腰痛，基本吃下去就会减轻。

《保婴撮要》有个五加皮散，专治四五岁都不能行走的，五加皮、牛膝、木瓜，等分打粉末，每服两钱，还可以加酒服用，如果孩子大一点，可以服3钱，它就可以保护孩子，正常健康，茁壮成长。

所以你懂得五加皮散，再懂得六味地黄丸跟补中益气丸，三个药方，就可以治小孩子发育不良，因为肾虚补肾，脾虚就健脾，如果筋骨不行，就用五加皮。

《千金方》记载，五加皮跟枸杞子的根皮，联用可以治疗虚劳体热，劳累以后身体又发热。

关于五加皮还有一首诗，五加南北各有别，南北均祛风湿邪。

就是说南五加，北五加，都可以祛风湿，南加壮骨寿三百，南五加壮骨可以延年益寿，北加虽毒医衰竭，虽然北五加毒性较强，但照样可以医，祖传手艺真中和，功主佳毕久一绝。

还有一首诗，《桂香室杂记》上面的：白发童颜叟，山前足留华，问翁何所得，长服五加茶。就是这个白发老翁，看起来像童子的脸，问他怎么能够修到这点，他说就是长服五加茶。

还有一个典故可以讲一下。浙江有一个传说，有一个叫甄中和的青年，为人忠厚，祖传酿酒手艺非常好，东海龙王公主座下的婢女，游戏人间，见到老百姓都有风湿病，她就建议他，用一种药酿酒，原来就是五加皮，此酒问世以后，服食的老百姓，风湿痹证尽祛，达官贵人纷至沓来，捧碗品尝，酒香扑鼻，赞不绝口，生意越来越兴隆。

所以这个酒呢，在江浙传了两百多年，经久不衰，缓解疲劳的效果好，祛风湿，通筋骨的作用强。那些出了汗，又去用冷水洗澡的，关节痹痛，转摇不得，就服用五加皮酒。

现在研究五加皮酒服用后，可以预防胆结石，可以抗癌，可以降胆固醇，有健康美物之称。

五加皮还可以治疗心衰。心脏衰退，是人衰老的根源。中医认为五脏要调和，才能让心脏耐老，而五加皮就能调和五脏。心衰的主要原因是心气不足，收缩无力，导致血瘀水停，痰湿等病理产物堵在心里，动不了。

这时我们就可以用四君子汤、桂枝汤，增强心脏、肌肉的动力，再用五加皮、丹参，去逐瘀血风湿，像风湿性心脏病、瓣膜关闭不全，你要想到丹参、五加皮，五加皮强心又利尿，所以它可强大心脏抗衰老，还可以将这些痰瘀利出体外。

譬如，有一位工人，67岁，肺心病咳喘三十多年，下肢水肿，住院一个月都好不过来，然后给他开五加皮，配合人参、丹参、补中益气的药。两剂药，水肿就消退，尿量增加。四剂药心脏功能恢复。然后后来用五味易攻散加丹参、五加皮、女贞子，这个哮喘也好了，前后共服十五剂药。

我们看《得配本草》五加皮的配伍。

五加皮配牛膝、木瓜，治疗脚拘挛动不了。

五加皮配当归、芍药，治疗妇女血风劳。什么叫血风劳？血虚亏损，又招风邪。

五加皮配独活、牛膝，可以治疗风湿顽痹。像独活寄生汤，可以加五加皮，治疗屈伸不利，效果就会更好。

五加皮加熟地、黄芪，可以治疗小儿发育迟缓。黄芪主小儿体虚百病，熟地能补先天，黄芪可以补后天，五加皮可以连络五脏，抗衰老。

五加皮可以治水肿，配合茯苓皮、大腹皮、生姜皮、地骨皮，叫五皮散，就可以退肿。

天花粉

 天花粉止渴而生津。

天花粉能止什么渴？不是简单的咽干口燥渴，而是消渴。古代消渴，今之糖尿病，所以消渴初期的时候阴虚火旺，咽干口燥，天花粉、玄参、麦冬、桔梗、甘草，这五味药煮水喝，喝一天就解渴了。

有一宵夜店的老板，他咽干口燥，晚上睡不了觉，连续三天都如此。他让我给他开个方子，我让他用玄麦甘桔汤加天花粉，拿回去煮水喝，当天喝下去，能中午睡个好觉，晚上又睡个好觉，没事了。

所以连续熬夜，喝水又不解渴，那就要养阴，可以用天花粉。

天花粉是瓜蒌的根，瓜蒌的果实叫全瓜蒌，它的种子叫瓜蒌仁。

全瓜蒌能够洗涤胸中痰浊，瓜蒌仁可以润肠通便，天花粉可以生津润燥，它们的功效不一样，因为天花粉属于根，根比较有穿透力，它是在地里行的，所以它可以润筋、润骨。

消渴一般是肾里阴液干了。所以糖尿病要治肾，不治肾治不了消渴，天花粉是止渴圣药，刚才讲了，它是生津妙品，疗烦要药，哪种人最容易烦？津液减少的。让你大半天不喝水，什么事情也做不了，你就想，水在哪里，好烦啊，火就起来了。

所以更年期七七天癸绝，地道不通，形坏而五子，地道不通就是没水滋润了，所以更年期用百合配生地，是很好的清补养阴方子。

天花粉还可以降气，气火上头它可以降。它能消肿排脓，这点被一般人所忽略，你看，仙方活命饮里有天花粉，可以用天花粉干什么？消肿排脓。痈疮初起的时候，大量的水会聚在一起，所以它肿起来，人就会缺水，天花粉属于藤类，它能穿透，又能够育阴，把肿瘤结节穿透过去，阴水再去灌溉，就把疮痈浇平下来。

所以天花粉配合金银花之类的药，治疗痈疮初起，那简直就是"一似手拈拿"，天花粉、金银花、七叶一枝花，治疗痈疮初起，就像拿掉米粒、拂掉尘埃一样，简单快速。

中医学院有一个人嘴里长了一个大包疮，牙医最后不敢治，他让病人去找其他医生，整个头部都肿得发热了，弄不好会感染，会伤到大脑。他找到我的一个老师，一看是痈疮初起，七叶一枝花30克再加仙方活命饮，方中有天花粉，一剂药，热退了，两剂药，痈平下去，三剂药，好了。

所以我当时就体会到，牙痛，一般的牙肿就用大黄、薄荷就好了，牙已经长痈疮了，身体都发高热了，那就用仙方活命饮，还要配七叶一枝花。

所以民间验方治疗各类痈疮，无名肿毒，还有痔疮，红肿热痛，只需要将天花粉打粉，用醋调成糊外敷，立竿见影。一般身体里面有痈，像肺痈，要用芦根，可是身体外面爆出来的痈，就用天花粉。

《神农本草经》讲，天花粉能够主大热，烦满。

所以一个人热如狂，暑热的时候，燥得想要到处奔跑，找安静的地方避暑，此时来一杯天花饮，如饮甘露。

天花粉配合生津止渴的药，可作为驱暑凉茶，身热，烦热，大热，皆可用天花粉主之。

《名医别录》讲到，天花粉主黄疸，头面、小便、指甲俱黄。它可以治疗身上发黄，因为它增液，育阴。你看这个水好浑浊，兑点清水就清了，天花粉就是增液释黄。老师创造式地提出这种经验，茵陈是利尿退黄，天花粉是增液释黄，释是稀释，像汤水太浓了，加点水，就淡了，这身体太黄了，黄浊了，吃点育阴养阴的，润肤的，一吃下去，皮肤就亮了，变清了，没那么晦暗了，通过滋阴育阴，有助于身体浊阴变淡。

所以天花粉可以淡化浊阴，你看那些治黄疸的方子，老用茵陈、栀子、大黄，在里面加点天花粉，它就退掉了。

天花粉还可以通月水，月经不调，通调月水，因为它本身滋阴，其次它是藤类药，藤类药善通，滋阴善补水，水足了，沟又通了。

天花粉滋阴有通经络之效，它是藤蔓，百合、生地就没有，但天花粉有。

《药性解》上讲，天花粉可以治肺火盛而喉闭，如吃了煎炸烧烤，讲不出话来。

天花粉煮水，可治胃火盛而牙痛。昨天又喝酒了，然后牙齿痛得不得了，用天花粉，清热利小便，小便又黄又赤，晚上睡不着觉，用导赤散加天花粉，消痰止咳嗽。

痰黄浊的，咳吐不干净，用小陷胸汤加天花粉，清热化痰，又能够润肺，消肿排脓生肌长肉，所以疮痈都可以用天花粉。

《药鉴》记载，天花粉甘，能补肺，润可以降气导痰，把天花粉拿在手上，感觉又润又利，非常滑。所以这些痰咳吐不干净，它可以滑痰。

天花粉号称润燥导痰要药，治嗽妙品。就说那种咳嗽咳得很干裂的，用天花粉。

一个人的皮肤干裂，像大地枯裂一样，可以用天花粉润肤。

《本草求真》记载，凡口燥唇干，服之立除，中老年人，糖尿病饮不解渴，咽喉干燥皮肤又干裂，用天花粉，一味药把口渴和皮肤干裂问题都解决了，所以天花粉对于消渴的人来说就是久旱逢甘霖。

时日狂躁，天时变化，让一个人脾气火暴。你看有些人发脾气很奇怪的，他不是每天发，天气特别闷的时候他就发脾气，火山也不是天天暴的，可以用天花粉。

这时逍遥散治不了他的暴火，他现在不是一般的烦躁，他是暴躁。烦躁用逍遥散、丹栀逍遥散；暴躁用逍遥散加天花粉润燥。所以你不要说方子没用，是你不会变通。

《本经疏证》记载，天花粉属于根部，入土最深，久在土中，生机不绝，岁岁可以升藤引蔓，开花结果，它可以久居土中而不坏。

《本草新编》记载，如果胸中痞满，要用瓜蒌仁或者全瓜蒌，如果咽干口燥就要用天花粉。因为瓜蒌是往下降的，所以它可以扫胸中痞，根是往上输送是升的，所以它可以去咽喉中燥。

《医学衷中参西录》记载，天花粉清火生津。张仲景曾经碰到往来寒热又口苦咽干的人，发现呢，小柴胡汤下去，口苦咽干目眩，轻的可以。重的，那可不是咽干，那叫咽喉严重消渴，饮水不解，早上起来口中又很苦，发现小柴胡汤还不够对味，小柴胡汤去掉半夏的燥，加入天花粉，一用便效。

所以你以后碰到有些糖尿病病人，咽干口燥。你问他早上起来怎么样？嘴好臭好苦啊。哦，口苦咽干，头又晕，目眩，你就不要用小柴胡汤了，用小柴胡汤去半夏加天花粉，这是张仲景的经验，你去用，凡用必效。只要病人早上起来咽干口苦，喝水又不解渴，小柴胡汤去半夏加天花粉。一般张仲景只讲经方，不讲变化，凡讲变化的，就是因为太神了。

因为《伤寒论》讲加减的太少了，就一个方子就搞定了，他讲加减是因为这个证多变，方子就多变，所以古方治消渴之药很多，但是总的效果都比不上这个小柴胡去半夏加天花粉，天花粉在古籍写为栝楼根，你看到栝楼根就要知道它是天花粉。

天花粉可以通行经络，解一切疮痂热毒，凡痈毒初起用什么？用金银花、连翘配天花粉。痈毒已溃，用黄芪、甘草配天花粉。

所以你们今天学到了疮痈治法。疮痈已经烂了，用了好多消炎药，老不收口，用黄芪、甘草、天花粉，好了。痈疮刚起来，红红的，摸下去热烫，用金银花、连翘、天花粉，好了。

为什么呢？因为天花粉是根，你看好多疮痈它不是皮肤爆疮痈，是肌肉，生肌囊肿。五经富有一个割草的老农，手长一个疮痈，初起不以为意，继续碰水，劳动，透支身体，后来伤口越来越深，烂到见到白骨，他才重视，不能干活了，就去找医生。医生先用各种消炎的药，发现收不了口，后来找到另外一名在市场里的医生，他说这个是长期疲劳以后，又燥，叫虚火，给他用十全大补汤加天花粉，吃一剂他就睡得好好，第二天起来疮口就明显缩小了，连吃了十剂，全部好。

所以，疮起病烂到骨头，局部都变乌黑了，用十全大补汤加天花粉，就可以让脓疮浊水排干净，天花粉是根，它可以埋于地下经年不腐，所以它滋阴润燥不是治表皮的，是滋深层次的，生肌排脓，凡溃烂深入筋骨窜到其他处，用天花粉可以自内而外长肌肉生津液，将脓排出，增液排脓。

今天老师又创了一个说法。比如说，皮球掉到洞里怎么捡出来？不断灌水它就浮起来了，只要水液够，它就会托出来，水有浮力的，津液也有浮力。

天花粉润燥增液，增液能够托毒外出。

凡藤蔓之根善通经络，天花粉性凉解毒，故能够治经络毒瘤。

所以老师把天花粉看得很重要，特别是肿瘤，一个疙瘩一个疙瘩长在经络里不肯走，可以用天花粉通进去将它托走，解毒，滋阴润燥。

《永类钤方》治妇女百合病，脏燥，百合、牡蛎、天花粉，这些药煮水或者打成粉剂，百合呢，比较"害羞"，可以合在一起，所以百合能够让人不那么燥；牡蛎，一动它，它就赶紧合了，收了，所以它不燥，非常静。一个人一燥起来丧失理智，冲动是魔鬼的那种，或者老是被别人讲不要冲动，他就适合用牡蛎、百合、天花粉。

《贞元集要广利方》记载，小儿突然发黄，面目皮肉俱黄，直接用天花粉捣出汁来，调点蜂蜜，喝下去，好了。

李时珍的《频湖集简方》记载，一个人老是咳嗽，咳到肺好干，好不了，久咳多虚，用人参3钱，好干燥，用天花粉1两，打成粉，每次1钱，用米汤送服，米汤色白润肺，人参补气，天花粉润燥。

《滇南本草》记载，跌打胸膛痛得不可忍，咳嗽多年，就是多年瘀血郁热在胸。用天花粉，每次服用2钱，最好用石膏、豆腐乳来调服。

所以，有的时候跟别人打篮球，踢足球，跟别人一撞，这个胸撞瘀血了，老是不爽，晚上又夜咳，胸痛，用血府逐瘀汤，发现还很燥，加天花粉。

所以治胸中这些伤，不要只用枳壳、桔梗，如果瘀血发热了，枳壳、桔梗还不行，还得加天花粉，所以枳壳、桔梗可以去胸中瘀，络脉不通就加丝瓜络，但是络脉不通导致局部发热了，加天花粉。

朱某的妻子，咽干口燥，一粒米都不能入口，只能喝水，已经二十天了，碰到食物就要吐，不断消瘦，终日伏案，声音低微，很危险。一般医生用生津止渴药去止渴，如石投水，被水吞没了，没有效果。

另一名医生来治疗，他一看，这个锅内无火，食物不熟啊，胃都瘫了，腐熟不了食物，用附子理中汤加天花粉，大胆服之，四剂后就好了。

所以消渴绝食的时候，补火空锅烧水，会炸裂的，增水呢，锅里无火也不熟，这时用附子理中汤补火，加天花粉润燥，使附子理中汤的燥性不会伤阴，所以一个人吃东西没胃口，吃不进，又咽干口燥，用附子理中汤加天花粉，这是比较厉害的组配。

有一个产妇，产后口干，一到晚上就口干，最后干到上下嘴巴张不开了，完全蔫了，非常难受，大便也开始燥结，血糖蹭蹭蹭往上升，因为生完孩子营养特丰富，血液都黏稠了，营养过剩则为痰浊，营养稀释方为营养。你们想一下，嘴巴像胶水黏住一样张不开了，晚上特厉害，要当什么来治？痰热。痰是黏的，干咳为热，治痰热最好的方子是小陷胸汤，所以用黄连、半夏跟天花粉，黄连5克，半夏10克，天花粉30克，这时不用瓜蒌，因为瓜蒌是排痰的，天花粉是润燥的，所以改排痰为润燥。

记住，一个人痰热多要用瓜蒌仁、全瓜蒌，如果一个人咽干口燥很厉害，用天花粉，两个都可以清痰热而润燥，但各有所偏重。论润燥，天花粉排第一，论洗涤痰浊，瓜蒌仁、全瓜蒌为上。然后呢，医生给她用一剂，有感觉，好转，连服十剂，大便通畅，咽不再干燥，然后呢，好了两周，大便又难解了，再用这个方子去变化，就好了。所以嘴巴干黏如胶，张不开了，就用这个方子，黄连、半夏、天花粉，三味药就搞定了，专治口黏如胶。

天花粉，孕期不能吃，容易流产，属于打胎药。但是非孕期你把它用好了，可以去掉子宫肌瘤，去掉瘤结。

看《得配本草》记载天花粉的配伍。

治牙部痈疮，天花粉要配白芷、地骨皮。

治乳房痈肿，天花粉要配乳香、没药。

治咽喉痈肿，喉痈，天花粉要配桔梗。

治肺肿，天花粉要配芦根。

治肠痈，天花粉要配红藤、败酱草，肠痈不可少。

治黄疸发黄，天花粉配白蜜或者茵陈、大黄。

治咽干口燥，百合病，妇女脏燥，天花粉直接配牡蛎，加百合效果更好。

治烦渴喝水不解，尿还黄，天花粉配竹沥或者竹茹。

治痰热弥漫在胸，口黏如胶，天花粉配黄连、半夏，黄连、半夏去痰热，痰热越来越多就会干渴，天花粉就润燥，疗渴。

所以治糖尿病消渴可以用玉液汤，天花粉、葛根、五味子、知母。

治咳嗽咳痰，干咳，燥咳带血，天花粉配白及、桔梗、牡蛎、贝母、桑白皮。

治疗人皮肤干燥，秋燥，皮肤都干裂了，用沙参、麦冬配天花粉，即沙参麦冬汤。

治疮痈已经爆破，但是很难收口，天花粉配黄芪、当归、甘草，屡用屡效。疮还没爆破，天花粉可以配皂角刺，未破就用带刺的，已破就用补气血的。

第 120 讲

牛蒡子

🦋 牛蒡子清喉之不利。

牛蒡子，也称鼠粘子，灰褐色如米粒大小，它的果实带刺，松鼠从它身边一经过，这些带刺的种子就粘在它身上。

鼠粘子没有像蒲公英那样长了毛毛翅膀，它就通过长刺，让动物经过时粘在毛发上，等动物走到一个地方，用爪子一抓鼠粘子的种子就掉下来，就在那地方生根落户。

所以蒲公英能够清至高之火气，眼睛的火；而鼠粘子能够清低下之热毒，像咽喉，眼睛在高处，咽喉在低处。

你看扁桃体红肿，牙齿痛肿，像不像一团肿粘在消化道上面，前人有写为恶实的，厌恶的恶，果实的实，因为鼠粘子外形丑陋，粘在人身上，大家都好讨厌，所以这个是讨厌果。很多人不知道，其实这个就是牛蒡子。

牛蒡子疏散风热的效果好，特别是风热感冒，南方特别多，一感冒就咽喉痛的。那种感冒初期身体怕凉的，怕冷的，又鼻塞流清鼻涕的，这叫风寒感冒，桂枝汤一剂就拨乱反正。

感冒初起就咽喉痛，红肿，流黄涕，用牛蒡子 30 克煮水，就好了。

牛蒡子是痄腮的特效药。有一次一病人两腮帮子红肿，摸上去热热的，

118

牛蒡子 30 克加白芷 10 克就消掉了。牛蒡子是种子类药，种子类药多润通，它润肠通便之功还不错，所以大便秘结，口气又臭的用它，牛蒡子能清热通便，可治疗热毒型便秘。

譬如《名医别录》讲，牛蒡子可明目。

牛蒡子明目和枸杞子不一样，枸杞子是补肾添灯油，让目明；牛蒡子是清火热，就是有些人怒则气上，丧失理智，怒是搅屎棒，一搅风云四变，天地黯淡，牛蒡子就能够清利眼目，所以对于哪种目昏花的效果好？就是上火后眼睛昏花又痛，而且眼睛又红肿的。

《本草蒙筌》记载，牛蒡子主牙齿痛，好像有虫在那里钻的痛，面目浮肿，可以用它。

五经富有个牙痛奇方，牙齿痛在哪里，上下牙齿要加什么药，内外的，第几颗的它都写有，辨证很细，就要按照这个六经辨证来，其中就有牛蒡子，少不了的。

《珍珠囊》记载，牛蒡子疏风痈，风邪痈聚在那里，涎唾多，咽膈不利，所以小柴胡汤加牛蒡子可以治疗咽膈不利，风痈于上，头目昏花。

《本草纲目》记载，牛蒡子消斑疹毒，皮肤发红起泡它可以平息掉，发红是因为有风，窜来窜去，起泡是有热，而牛蒡子就能疏散风热，它又是清热解毒要药。

《药性赋》记载，牛蒡子利凝滞腰膝之气，就是说有些人上火上到腰膝去了，它可以疏利腰膝之气，它又名大力子，所以牛蒡子是比较有力量的。

《本草衍义》记载，凡咽喉不利索，吞之如物梗阻，不痛的，一般热毒比较浅，是痰湿停滞在那里，要用半夏厚朴汤；如果痛的，一般带火气，就要用牛蒡子、荆芥穗，各 1 两加甘草半两打成粉末，每次服用 2 钱。

《经验方》记载，遍身浮肿，这身体浮肿面又肿，咽喉还不利索，用牛蒡子，一半生的，一半炒熟的，打成粉末，日久调服，就可以解决。

《养生必用方》记载，一个人一搔皮肤就起血痕，现在叫荨麻疹，以前叫风热瘾疹，遍身生瘾疹，浑身发热，用牛蒡子、浮萍等分，然后薄荷汤调服，一次 2 钱，一服见效。

所以今天你们学到瘾疹三药，如果痒，我们就用丹参、菖蒲、威灵仙，治痛痒；如果起瘾疹，皮肤一抓一条痕，用牛蒡子、浮萍、薄荷三味药，薄荷其气清，故走表，浮萍在水面，按到水里它又上来，所以能载药上行，不要认为载药上行只有桔梗，用浮萍一样能载药上行，它还可以载药达表，你看随水波流动，善走的，一个善走的浮萍再加牛蒡子、薄荷三味药，号称发热瘾疹三宝。

吃了海鲜，煎炸烧烤，再加酒，浑身都瘙痒，痒得停不下来，这个粉一喝下去，等下就缓解了，这三味药解表又解毒。就是说邪在表就解之，邪在血就清之。

所以这三味药考虑非常周到，像急性荨麻疹，用牛蒡子、浮萍、薄荷，慢性荨麻疹可以配桂枝汤，调和营卫。急性以祛风解毒为上，慢性以调和营卫为主。

《太平圣惠方》记载，一个人平时好多痰，一激动痰上冲到头去就痛，旋覆花 1 两，牛蒡子 1 两炒了打成细粉，要清茶调服就会好，这叫痰结头痛。晚上打呼噜，喽喽喽都是痰，旋覆花、牛蒡子两味药，旋覆花呢，诸花皆升，唯旋覆独降。旋覆花能够降从咽喉到心肺的一切痰，再配合牛蒡子可以润肠，清利咽膈，通便，这个痰就下去了。

《延年方》记载，治牙痛牙痛，牛蒡子炒过后，直接煎水，漱口或服用都会好。

古代有个古方叫牵正散，牵正散治面瘫效果非常好，但是碰到严重的面瘫，面都肿了，就是说面瘫很难正的，要加全蝎、蜈蚣可以正，可是面瘫肿起来的，怎么办？西医诊断是周围性面神经麻痹，就是面部做不了表情了，有个病人就是这样，用牵正散治居然没治好，后来医生问他，说面瘫还带咽喉痛，然后加牛蒡子 25 克，起到解毒利咽又能够散面目浮肿的效果。

所以古籍要多读常读，就像绝招要多练，临阵的时候就得心应手，条文就冒出来了，谁能想到治疗这个面瘫要用牛蒡子。

因为《本草蒙筌》记载，牛蒡子能够止齿牙虫噬痛，散面目浮肿风。结果加了牛蒡子25克，果然出现意想不到的效果，不但咽痛消失，面神经麻痹也好了，从此遇到面神经麻痹都在方中加牛蒡子，效果非常好。治疗四十二例，病程最长的十五天痊愈，最短的两天痊愈，当然它是以牵正散为底方，再配合针灸。

所以以后你碰到面瘫病人，全蝎、僵蚕、白附子，名曰牵正散，加牛蒡子25克，因为面瘫大都是肝风，诸风掉眩，皆属于肝，所以再用点钩藤、防风，把它的风给平息了，六味药，这叫面瘫奇方。

一般人治疗习惯性便秘要么火麻仁，凡仁皆润，要么大黄清热泻火。有没有一样药物既能够解热毒，又能够通便，集火麻仁的润和大黄的清于一体，而且不像大黄那么霸道，照样有火麻仁的润燥，有，就是牛蒡子，连清带润还解表。

有一位老人家，长期习惯性便秘，找了很多医生都没有治好。后来有一次感冒，咽喉痛，头痛，鼻塞。找到一位李医生，用银翘散五剂，银翘散主上焦咳，"竹叶荆牛豉薄荷"，它有荆牛，荆是什么？荆芥，牛是什么？牛蒡子，银翘散五剂下去，风热感冒好了，发现两年的便秘也痊愈了。如果病人不上门感谢，医生还不知道把他的便秘都治好了。

医生拿出方子来，看看是何等厉害的便秘奇方，银翘散，治感冒的，医生不好意思讲这是治感冒的，不小心瞎猫碰上死耗子，把便秘治好了，百思不得其解，后来反复推敲发现，方剂中唯有牛蒡子在古籍中被发现它可以通润大便。在《本经逢原》有记载，牛蒡子利疮肿，通十二经，而且大便通利者不宜服，反过来就是说大便不通者可以服，大便通利的就不能够服用它，因为它太利了，然后它可以通十二经。

后来呢，他就临阵试效了，用牛蒡子捣碎15克，开水500毫升冲泡二十分钟代茶饮，发现对普通的习惯性便秘效果非常好，单这一味药，不用整首银翘散，但是用银翘散也管用，如果用这个冲银翘散来治疗热毒型的便秘，转手即愈。

譬如，近70岁的赵某，习惯性便秘八年，常常五六天排便一次，大便燥如羊屎，每次排便半小时，身体很不舒服，因便秘导致急躁易怒，因急躁易怒导致心烦失眠，因心烦失眠导致头晕目胀，因头晕目胀导致嗳气反胃，所谓的开塞露、蓖麻油等药物只能简单维持，常年痛不欲生。

然后医生就给他用牛蒡子茶，结果每两天排一次大便，大便松通，效果非常好，随访一年，没有复发，所以牛蒡子茶对习惯性便秘效果好。

《珍珠囊》讲牛蒡子疏风壅、咽喉、肠腹不利。首先，咽喉是司天气，肠腹是司地气，就是说牛蒡子可以通天入地，天道地道不通它可以通，疏风壅，拥堵在那里。第二，牛蒡子是种子仁，质润。第三，牛蒡子善解毒，它疮肿的毒都可以解，何况是大便，你把大便看成一个个疮热不就行了，它躲在那里，羊屎球一样，牛蒡子同时集三方面功能，疏风壅，可以疏通，又可以润，还可以清。

假如你以后遇到习惯性便秘的病人，让其买点维C银翘片，他吃麻子仁丸不行，吃维C银翘片加麻子仁丸效果就好，别小看这个治感冒的药。尤其是对于舌尖比较红的这种便秘，效果特好，就是说银翘散本来就是清心经火热的，他即使吃了便秘没有全好，但是身体会逐渐变好。

中医世界有非常多匪夷所思的，用此方治彼病的，这个就是说超出它的主治范围的，这个只有在临床中碰到了之后多总结。

总而言之，牛蒡子可以推动胃肠动力，所以它在小儿积滞中用得很好，现在小孩吃零食比较多，积滞堵得比较厉害。

譬如有一个3岁儿童厌食，肚周都彻痛，口角又流涎水，吃保和丸、山楂丸都好不过来，然后医生叫他用牛蒡子10克，炒焦黄后加水300毫升，再送服保和丸、山楂丸，想不到一吃腹胀解除，再吃肚子饿，索食，从此半年多的食积、厌食、口角流涎之症全部好了，然后随访几个月也没见发作。

所以如果碰到小孩子家里条件好的，贪吃的，厌食的，又口角流涎的，不妨用牛蒡子煮水送服保和丸、山楂丸。

后来又在此方的启发下，碰到一个4岁小儿，常年流口水，两年多了，老是不好，由于长期流口水，导致嘴巴周围的皮肤都潮红了，甚至溃烂。这该怎么办？首先流水是脾湿，脾有湿，白术、茯苓、甘草最能去脾湿，肌肉已经潮红了，说明胃有热，胃主肌肉，胃开窍于口，肌肉已经潮红了，溃烂了，有热毒，牛蒡子，最能疏风壅热毒，再加牛蒡子10克，这四味药煎水代茶饮，两年多口角流涎，流得口角都红肿，两剂药好了。

所以你看一个人，眼睛老是流眼泪，红红的，鼻子老是流鼻涕，然后一擦鼻子又红红的，酒渣鼻，口角流水导致嘴肿唇肿的，一切慢性的这些炎症老是好不了，牛蒡子15克，放胆用之，怕它凉利过度的话，只要将外皮炒焦黄就好了，炒焦黄以后再来服用，就不会拉肚子，就是说即使脾虚了，也可以放胆的用，只要炒焦黄了，而且把握好剂量10～15克都没问题。

看《得配本草》牛蒡子的配伍。

牛蒡子配旋覆花，治疗痰结头痛。

牛蒡子配桔梗、甘草，治疗咽喉痛。

牛蒡子配荆芥、蝉蜕，可以治疗皮肤痒，麻疹透发不畅。

牛蒡子配薄荷、浮萍，可以治疗风热瘾疹，遍身瘙痒。

牛蒡子配僵蚕、白附子，可以治疗面瘫。

牛蒡子配防风、钩藤，可以治疗高血压，还可以加到天麻钩藤饮去。

牛蒡子配羌活，可以治疗关节红肿痛。记住，关节痛就用羌活，祛肌表八风之邪，散周身百节之痛。关节红肿热痛，就要加牛蒡子。所以风寒湿用羌活、独活，风湿热用牛蒡子。

如果一个人肺里有很多痰，用牛蒡子加瓜蒌仁。

如果一个人头痛连到眼睛也痛，用牛蒡子加石膏。

如果一个人牙痛，直接用牛蒡子，它就治牙痛、牙痈。

如果风热感冒初起，用银翘散，或者只用金银花、连翘再加牛蒡子泡水就可以治疗。

还有大便不通，热结便秘，牛蒡子要配大黄。

有一个最厉害的，通杀一切热毒，没有热毒不能通杀的——普济消毒饮。

薏苡仁

🦋 薏苡仁理脚气之难行。

庵背村有一个人常年穿袜子，脚臭得很，经常去汤边洗汤都没用，问我怎么办？我说简单，就熬薏苡仁这个汤水来服用，用炒过的，因为他怕冷，炒过的薏苡仁健脾除湿，三天两头就煲一次喝，那么小便量就会变很大，脚气也就退下去了。

薏苡仁可以治疗浊阴在腰脚，还可以利小便。它有一个美名叫菩提珠，非常漂亮，它是药食同源的，没有苦涩味，一味的甘淡，甘能补中，淡能利水，所以它是补脾利水药。

利水产生什么效果？利水可以消肿。在古籍中记载，有一个诗人膝关节红肿，它自己翻医书，发现有个四妙散，苍术、黄柏、薏苡仁、牛膝，他想试一下，薏苡仁用到半斤，煮水，吃了三剂，肿全部退掉了，他就讲了一句"原来医道不难也"。不是医道不难，是他通文墨，又好研古籍，多读了诗书，秀才学医，笼中抓鸡，会者不难，难者不会。这个膝关节红肿热痛的，用四妙散，应手建功，随方起效，这个是非常好的，它可以消关节的水，这是第一。

第二，它可以消脏腑的水。比如说最出名的治疗阑尾炎的方子——薏苡附子败酱散。阑尾炎初起的，我们用大黄牡丹汤；慢性阑尾炎用薏苡附子败酱散，为什么呢？用败酱草好理解，红藤败酱草肠痈不可少。治疗肠痈，为什么用薏苡仁呢？你看那痈，是不是一团脓水？脓水是不是黄的？是，好。薏苡仁利湿排脓。为什么用附子？附子通十二经，一般人看到炎症都畏惧附子如虎，但想不到慢性炎症偏偏是阳气不足，因为很多阳气都"拿"去发炎了，最后抵抗力下降，所以附子这味药非常不简单。

以前在余老师那边，碰到一些结石后期的病人，小结石老退不掉，老师必用黄芪、附子，加利水药。你想阑尾炎一团脓浊在那里，老是这个腹下痛，薏苡仁、附子、败酱草就把它排出来了，那小结石也是，附子黄芪五苓散是排尿路结石，附子黄芪茵陈蒿汤排胆道的结石，它可以增强管道的推动力量。

再看，薏苡仁生用偏寒，所以，尿清白的必须要用炒过的薏苡仁，炒过的薏苡仁健脾带温止泻。尿偏黄赤的，就直接生用薏苡仁，它可以防止结石。薏苡仁还可以清肺热，排脓，配合鱼腥草清肺热效果最好，像大叶性肺炎、肺脓肿、口吐脓痰、黏痰，新鲜的薏苡仁、鱼腥草各半斤下去，熬成水速好。

二村有一家建房子，老爷子肺里都是脓痰，在浓烟密布的沙尘中不断穿行，又劳心，心力交瘁，一时忘了喝水，身体就炼液成痰，老吐脓浊。他问怎么办？我说："你看，这儿不长有鱼腥草吗？以前人种下去，庭前有宝当作草。你采个二三两，半斤也行，家里有薏米的话，两个一起煮汤水。"吃第一天，痰全部清掉，第二天想咳点痰出来，没有了，然后第二天再吃就好了。

在平时他这些痰要咳吐多久？要十天半个月。所以，脓痰在胸渊，用薏苡仁、鱼腥草，这就相当于小陷胸汤了。一切的黄痰脓痰密布，未有不效的。但是鱼腥草不要煮太久，效果比较好。

薏苡仁又擅长治各种扁平疣、尖锐湿疣，煮水喝了后疣自动会脱掉，疣像木耳一样，乃湿气所生，把湿气去掉，它自动就枯萎了。

所以体质多湿者容易长结块。现在人呢，体质大部分都偏湿，用什么？

薏苡仁煮水，可以预防和化解这些包块。有人说，他是包块体质，什么是包块体质？容易长脂肪瘤、痤疮、疣，不要紧，服薏苡仁茶，包块就可以消。

《神农本草经》记载，薏苡仁主筋急痉挛不可屈伸。

这个案例也很多。我们曾碰到一例严重筋急的病人，这个小腿一抽筋呢，整个人动不了，像被点穴一样，痛得咬牙切齿，当时开了四味药，芍药、甘草、薏苡仁、牛膝，这个是我从《五大医话》里看来的。

芍药、甘草缓急止痛，薏苡仁理脚气除风湿，牛膝引药达腰膝，四味药，各30克左右，病人嫌药少，只是精兵不用多，瞄准了，一颗子弹就可以搞定，第二天就好了。

从此碰到腰膝拘紧的，挛急屈伸不力的，芍药、甘草、薏苡仁、牛膝，如果年深日久要加附子、黄芪，为什么呢？气阳两虚，僵硬无比，黄芪补气，附子壮阳。你看，观察大自然万物，冷的时候就硬，温暖如春的时候就柔，所以，阳气者，精则养神，柔则养精。就是说，三春暖的时候，枝条都很柔，三冬冷的时候叶子都很枯干，很硬，所以打柴一般在秋冬，种树一般在春夏。

这个人参、附子，还有黄芪，对于体虚之人而言，是不可多得的。

再看，薏苡仁又主风湿痹，风湿关节痹痛。

什么叫风湿？风寒湿三气，杂至和而为痹，吹冷风了，又淋雨水了。所以老师一直告诫病人：一大汗后不要洗凉水；二疲劳后不要卧在穿堂风的地方，风不要对着身体吹；三睡觉的时候绝对要保暖，保暖可以防寒，不洗凉水可以抗湿，不对着穿堂风吹可以去风。这样的话到老关节都会保护得比较好。身体棒不是靠药，而是靠保养。

《名医别录》记载，薏苡仁能够利肠胃湿气，令人有食欲。就是说薏苡仁把湿气利走了，开胃的，像三仁汤，"三人爬竹竿，扑通滑下来，"这个三仁是哪三仁？薏苡仁、蔻仁、杏仁，"天地人"三方面都有。扑通，厚朴、木通。滑呢？滑石，夏呢？半夏。所以这个汤方是这样组成的，它专治什么？专治肠胃有湿气，湿热并重，然后呢，胃口又不开的，就是舌伸出来苔白腻，这个白腻苔一旦清掉了，胃口就好了。

《药性论》记载，薏苡仁能够缓筋脉拘急。我们一般讲白芍缓筋脉拘急，它和薏苡仁有什么区别？你分析出来，临证用才不会蒙，怎么筋脉拘急十个有六个治好，还四个治不好，原因在哪里？

因为筋脉拘急与两个脏腑都有关系，一个是肝脏，另一个脾胃。肝主筋这没有错，而且肝呢比较苦闷，所以一着急一紧张筋脉就会拘急，这时吃芍药甘草汤。另外一种呢，诸颈项强皆属于湿，湿气重以后，关节就会僵急。

比如强直性脊柱炎，你老是去松病人的肝，他还那么紧张，加健脾除湿的药，湿一去掉就松了，就柔了。

你发现毛巾，它只要有水，碰上什么就硬了？一碰上寒气，它如果没水碰上寒气呢，就没那么硬，照样很柔。所以在北方，湿毛巾，挂在外面，第二天起来，硬邦邦，像强直性脊柱炎一样，棍子打下去绷绷响，所以湿如果碰到寒就寒湿，寒湿表现为什么？僵硬。所以先要治病呢，要望其象。

僵硬之象，有寒有湿。湿用什么？湿用薏苡仁。寒呢？用附子、干姜、肉桂。这药一下去，僵硬的，转摇不力的，就变得灵活好多，好轻松。

所以老师授你们一种看病思维，如何用活经方跟加减药对。

像你一望过去，他的腿很难迈开来，为寒湿。哎，怎么肾主腰脚，用六味地黄丸还不行啊？因为六味地黄丸只能补肾利湿，它驱寒作用不够，所以加附子、肉桂，就行了。

所以筋脉拘急呢，要分两方面看。第一，是因为肝脉弦急的，就要用芍药、甘草。第二，如果脉是濡的，湿的，舌苔腻的，就要用薏苡仁。

《本草纲目》记载，薏苡仁利小便热淋，小便淋漓刺痛。

有一个书生上京赶考，路上小便淋漓刺痛，他碰到李时珍，李时珍说好简单，叫客栈熬薏苡仁汤，不用去吃药，就食疗，吃完以后，小便刺痛就好了。这个读书人读书过用心力以后，心热移于膀胱，小便就会刺痛，薏苡仁利小便，所以小便热淋用它非常好，但要生用。

《本草蒙筌》记载，薏苡仁专治肺痈，最有效果，甚至吐脓血、脓痰，无不应手取效。

《千金方》里有一首方——千金苇茎汤，苇茎是什么？芦根，再加桃仁、薏苡仁、冬瓜仁，三仁能够排痈脓，可以滑利，再加芦根，可以清肺利小便，对于肺痈、肺脓疡，乃至皮肤长痈疮，一吃就好。

所以呢，历代以来对千金苇茎汤的赞誉非常高，被认为是十三方中的一方，非常好的。老师就试用过，治疗急性大叶性肺炎，口吐脓痰，身体高热达39℃，用千金苇茎汤，加鱼腥草50克，就加了一味药，想看它的效果，芦根也是50克，桃仁、薏苡仁、冬瓜仁都是30～40克，就是说一味药常常顶三五味药。第一剂高热就退了，第二剂痰就少了，第三剂好了。所以，急性肺炎肺热吐脓痰的，这个方子闭着眼睛开出去呢，病人的症状都会减轻。

再看，《本草新编》记载，薏苡仁最善利水。凡湿在下半身的，最宜用之。

所以，凡是碰到一个人水桶腰的，肥到没屁股的，肥出"游泳圈""啤酒肚"，用防己黄芪汤加薏苡仁，补气排水，可以减肥，也可以消脂肪瘤，可以将这些脂质排出体外。

《长沙药解》记载，薏苡仁最善泻经络风湿，最能开胸膈痹痛。所以胸痹和关节痛有时会用到它。

《本草纲目》记载，李时珍很喜欢药食同源，所以他碰到一些中老年人风湿关节痹痛，筋脉又拘急的，让病人用薏苡仁跟粳米一起煮粥，日食之。

《本草纲目》又记载，凡人消渴饮水又不解，此乃水气不流通，用炒薏苡仁，流通水气了，就好了。

《独行方》记载，水肿便秘又喘急，就是地道不通，沟渠不利，用郁李仁配杏仁煮水吃，郁李仁通大便，薏苡仁利小便，所以让地道跟沟渠一起通开来，这个水肿、心慌、气喘、二便不通就好了。

《梅师集验方》记载，凡肺痿吐脓血，薏苡仁10两捣碎煎，然后加一点点酒下去，就可以将这些脓痰给排掉。

古时，辛弃疾得了疝气，肿坠地像杯子一样大。然后有一位道人路过，跟辛弃疾很谈得来，跟他说，用薏苡仁跟黄土炒过，水煮来服用即可，结果服了数次就消掉了。

《黄河医话》记录，有一妇女产后几日，四肢很奇怪，向外反直拘挛，人家说胳膊肘往内拐，她向外翻，筋脉反转，多人去按她都直不了，经常一动就痛得要哭，打激素药都无效，一家人都惶惶不可安。

孩子呢哺乳困难，妈妈又手足俱废，然后请到王新武医生，他诊断为筋急症，筋脉拘急。他想病人要哺乳，肯定不能用一些偏性厉害的药，想来想去呢，治筋脉拘急柔软的就薏苡仁。就给她用薏苡仁一味药，5 两，即 150 克，煎汤。别的医生说，会不会量太大了，可是薏苡仁两三斤煮水都可以吃，量怎么会大。然后呢，一吃下去，筋骨就松柔下来，筋脉反转就消了，让人目瞪口呆，叹为稀有，惊为神奇。后期用补气血的方子，产后多虚嘛，但是薏苡仁始终都是 150 克，服之不再发作。

从此以后，治疗这些大筋拘急的，用薏苡仁没有不获效的。因为《神农本草经》记载了这个病非后世意测所能及也，就是说不是后代人随便闭门造车能够想到的，效果这么好。

再看，薏苡仁治疗足跟痛。脚跟痛不可忍，这个有不少人。比如说，那天碰到一个在石头滩走路的，一只穿着鞋，一只打赤脚。我问他怎么了？他说他这条腿走痛了，但是又觉得走了以后睡觉很好，又不得不走，这只脚又走伤了，被石头压伤了，时时都好不了。我让他回去买点薏苡仁煮水，家里有黄芪的话，黄芪配薏苡仁。因为凡是会压伤都是疲劳，黄芪和薏苡仁各 50 克煮水，第二天他就把鞋给丢掉了，他说不痛了。所以说这些腿脚方面的，按伤了，踩伤了，用黄芪配薏苡仁。

有一病人，65 岁，跟骨痛了四年，无论是中西药内服外敷，未曾好，最严重的时候呢，生活不能自理，要别人端饭给他吃，然后各种检查做了，就是没什么问题，但是他跟骨痛得不可屈伸。

碰到了一位叫刘秀英的医生，他有一个家传方，专治跟骨痛，黄芪50克，薏苡仁150克，怀牛膝20克，当然能吃肉的可以加猪蹄，没有的话不用加，然后煮水，喝汤，一剂药，跟骨痛减缓，三剂药全好，随访一年不再复发。

所以有些各种检查都查不出原因，莫名其妙痛的，西方医学像黄狗咬刺猬，无从下手，真不知道从哪里下手，而中医呢辨证就容易了，拘挛痛，就用薏苡仁，久治不愈则体虚，用黄芪，病在脚，用牛膝。这思路太简单了，这是跟痛三药，记好。

这个脚跟疼痛，乃气血痹阻不能达四末，而薏苡仁能够除痹痛，黄芪益气行血，怀牛膝壮筋骨引药下达病所，诸药合用，除痹止痛，益气壮精，故跟痛自愈。

又有一个案例，小孩12岁，手、臂、脸上都是一点点像米粒大小的扁平疣，太不好看了，他都不想上学去了。然后呢，找到医生，医生说这个简单，他平生治疗数百例，效果都非常好。

就是用薏苡仁20克，大枣6枚，加大米50克煮水，代粥饮，连续服食五次，扁平疣全部消退，皮肤光洁如初。如果是大人，翻几倍的剂量都可以用。

赵某22岁，喜欢吃海鲜，身体湿气重，手、脚、胸胁都长满一粒粒的扁平疣，老是好不了。后来，医生建议他用薏苡仁、紫草、赤芍，一起煮水，然后用来洗澡，擦身体，想不到，用了三天，那些疣全部脱落，这些小疙瘩不再传染。

我们看《得配本草》薏苡仁的配伍。

薏苡仁配桂枝，可以治疗手臂痛。

薏苡仁配附子，可以治疗通身痹痛。

薏苡仁配黄芪，可以治疗脚跟疼痛。

薏苡仁配桔梗，可以治疗牙痛。

薏苡仁配麻黄、杏仁、甘草，可以治疗风湿关节痛。为什么要配麻黄、杏仁、甘草？肺主肢节，麻杏草叫三拗汤，它可以通宣理肺，让关节气足，薏苡仁将关节的湿利出去。

薏苡仁配败酱草，可以化脓为水，记住"化脓为水"这四个字，就是阑尾炎为一包脓水，脓变为水就排出体外了，败酱草跟薏苡仁合用，化脓为水，如果是热毒炽盛，加红藤、鱼腥草。

薏苡仁配陈皮，可以开胃。

薏苡仁配白蔻仁，可以理中焦湿气，治疗舌苔白腻。

薏苡仁微炒，可以治疗疝气。

薏苡仁配白术、车前子，可以治疗水泻拉肚子。

薏苡仁配桃仁、冬瓜仁，可以治疗肺痈。

薏苡仁配茯苓、泽泻，可以治疗尿道炎、膀胱炎。

薏苡仁配活血的紫草、丹皮，可以治疗扁平疣，单用薏苡仁也管用，除湿，但是加了活血的效果更强。

薏苡仁配芍药、甘草，可以缓一切筋脉着急，挛急疼痛。

薏苡仁配防己、黄芪，可以减肥。

薏苡仁配吴茱萸、木瓜、槟榔，可以治疗干湿脚气。

总而言之，薏苡仁健脾除湿，诸病因为脾虚湿重的用它效果好。诸湿肿满，皆属于脾，诸颈项强皆属于湿，所以脾虚湿盛的，用之无不见效。

而且，久坐伤肉，脾主肌肉，久言伤气，久劳必伤脾，所以对于久坐人群来说，薏苡仁是非常好用的，它俱驱邪和扶正于一体，健脾扶正，除湿驱邪。

琥　珀

琥珀安神而利水。

松树的树脂埋藏在地下千万年，经过压力、热力、重力熏陶，它就会变成化石样的物质，就是琥珀，又被称为松脂化石。

琥珀可以做成酒杯，可以做成装饰品，很漂亮。它的味道是甘甜的，性平，由于它质重，从松树上面往下滴落，起这个坠落的现象。你看它挂在最高的树上，凝成一滴一滴的树脂，经受太阳暴晒，晒得焦黄焦黄的，木热则流脂，掉到地里，再经过土壤的多年埋藏，它就具有封藏之性，所以由燥热之性，变为封藏之性。所以琥珀用于哪种人？睡不好觉的，心肾不交的，躁扰的。

以前士兵受伤了，睡不好觉，非常烦躁，君王为了关怀士兵，立马把自己的琥珀装饰品拿出来，拿锤子打碎了，磨成粉，给士兵吃了，既可以修复伤口，还可以安神定志，助睡眠。

它为什么能修复伤口？你看那松树，被太阳晒得都快裂了，琥珀脂一出来，松脂就把它黏合住了。它能从至高至燥之地，下降到至低至沉之所，所以具有交通心肾、镇心安神、潜阳助眠之功，专门治心神不宁。无论虚实，只要心神不宁，心慌心悸，都可以用琥珀。

以前药店一个抓药的，说："曾医生，我最近心怦怦跳，怎么办？"我本来想叫他吃朱砂跟猪心的，但想到尽量不用动物药，跟朱砂有比拼的就是琥珀。我说："你家里有琥珀吗？"他说："有。"琥珀磨粉，冲水，当天吃下去，第二天没事了。

又有一个人说心怦怦跳，睡不着，怎么办？这人很穷，琥珀又很贵，这个化石是用一块没一块，那么我们就用便宜的，用琥珀的母亲——树脂，树脂的母亲——松节，这个一直延上去，用它的祖上，用这个原材料，不需要用成品，同样有这个效果，所以用松节煮水，吃了，一样达到效果，松节加大枣，吃了两天，睡觉就变得特好。所以最近觉得心慌心悸，心中好像少点油一样，用大枣、松节，煮水，吃下去呼呼大睡。

琥珀可以活血化瘀，所以妇科瘀血及跌打瘀血，统统可以用。

比如说痛经，妇人腹中诸疾痛，当归芍药散主之。严重痛经，痛到睡不着觉的，痛到心神不宁了，就可以加些琥珀进去。你说很痛，但是睡觉照常睡，那没必要用琥珀。

跌打损伤，有些人骑自行车栽跟斗，撞到电线杆上，痛得哇哇叫，可是晚上照样呼呼大睡，没有必要用琥珀，四物汤就好了。晚上痛得没法睡觉，四物汤加琥珀，既活血化瘀，疗伤止痛，还安神助睡。

还有冠心病，晚上后背痛得都痛醒过来，用瓜蒌薤白半夏汤。胸痹，痛得心惶惶不可终日，战战兢兢如人将捕之，像猎物被猎人盯着，像惊弓之鸟一样，琥珀加到里面去，心脉瘀阻就会得到抚平。

还有心绞痛，痛起来痛得不得了，心痛欲死，速觅元胡，再加琥珀，可以治疗心位的各种绞痛。

在古代，琥珀还被记载有利尿通淋的效果。所以，尿道结石、尿赤痛、小便不出，可以用琥珀。

有一位80岁的老中医，他有一个经验。一病人得了尿道炎，小便刺痛，非尿管不能下，就是离不了尿管，但他又非常讨厌插尿管，他的女儿就访到老中医这里。老中医给了她一点粉末，让他父亲试试，结果一吃，不用尿管也可以排尿，非常开心。

病人的女儿就特地再去老中医那里，问老中医是什么方子，被告知就是一味琥珀。所以它可以利尿通淋，有通脉利膀胱之效，治疗湿热淋漓、淋证、小便不利、癃闭，效果很好。

琥珀第一贵重，第二不溶于水，所以，一般做散剂或者丸剂，打成散用水冲服。

《药类法象》讲，琥珀能安五脏，定魂魄。

就是药物能在精神层面作用的，你们要特别留意，因为现在五脏不安失魂落魄的太多了。

有一个司机长期失眠，我让他开车开慢一点，因为开得越快大脑越兴奋，停不下来，然后用琥珀跟大枣煮水喝，大枣水冲服琥珀粉，这种老是睡不沉的现象就消了。

琥珀能安魂魄，失魂落魄，像职场、商场失意了，失魂落魄，魂不附体，就像魂魄不在自己身体一样，这时你要想到琥珀。

琥珀能消瘀血，跌打瘀血，它可以跟三七联用，是治疗瘀血攻心的妙方。

通五淋，五苓散配合琥珀，可以治疗尿道炎，尿路结石，所以古代要打一些小结石呢，用琥珀加五苓散，使膀胱鼓足劲，能够将小石头排出来。

《本草蒙筌》记载，琥珀破癥瘕瘀血。

所以子宫肌瘤，有的老医就用桂枝茯苓丸加琥珀跟三七，为什么？把子宫肌瘤当作跌打伤来治，或者用少腹逐瘀汤加琥珀、三七治卵巢囊肿，效果非常好。

还有杀鬼魅精邪。所以有人用琥珀做成饰品来佩戴，小孩子容易受惊的，晚上惊叫的，一戴琥珀，平安很多，因为一戴在胸口，可以往下坠，沉降，它又不会像玉石那样凉凉的，吸人体的阳气，它很平和。

琥珀又能止血生肌，所以可以做生肌散。用海浮散配乳香、没药、甘草，再加点琥珀进去，哪个部位被刀割伤了，很深，把这个敷上去，肌肉就长回去，粘住了。

明目消翳，眼目中有翳障，白内障，琥珀有助于让眼睛清晰明亮。

治产后血晕及额阵痛，疗溃烂金疮并胃脘痛。有人胃溃疡好久了，胃镜有好多溃疡点，可以用小建中汤加琥珀，因为他溃疡日久，肯定是土虚不能生发，不能愈合，土不主肌肉，所以胃壁溃烂都长不回去，像老屋旧房子，墙皮都脱落，斑迹痕痕。怎么办，如何修复？浇水上去，泥沙水泥敷上去，培土加一些黏腻的药，像饴糖、琥珀、都带黏性的，能黏附阴阳，再加小建中汤，温补中焦。

养尊处优的人，皮肤很嫩很容易受伤的，一般胃壁都比较薄，这时他适合吃小建中汤。

慢性胃溃疡，胃下垂，太好治了，就是小建中汤加琥珀。因为里面溃烂可以当作金疮，吃一些坚硬的食物，被食物撞击，所以有些病人说吃一些硬物，硬疙瘩难消化的，胃就痛，就给他用小建中汤加琥珀。

《本草正义》记载，琥珀能清心肺，消瘀血。

所以治疗胸肺的跌打瘀血，琥珀的效果最好。有些人说："最近好伤心啊，无形的压力压得我好累。"心胸直接受击，他虽然没有直接被别人扇耳光或者撞车，但这种是内伤，捏点琥珀粉给他，吃了以后心胸开朗，瘀血往下走，而且可以睡个好觉。所以治疗七情内伤所致的心胸瘀血，效果也好。

黄元御讲到琥珀可以消白内障，消膜翳障，这是眼中有东西堵住，所以用补中益气汤加一些琥珀，它可以治中老年人眼睛花，白内障，及时用的话将来可以不用做手术。

琥珀还可以止惊悸，惊弓之鸟一样的人，失魂落魄的人，惊慌失措的人，都可以用它。所以你一看，这个是受惊脸，就可以用琥珀。

黄芪是什么脸？沮丧脸，整个肉垂下来，一点朝气都没有，沮丧脸可以用黄芪。

琥珀又可以敷到疗疮上去拔毒，可以下死胎胞衣，滑胎催生，凡是跌打药，孕妇要慎用，因为一动血，可能会滑胎，所以在使用的时候要注意。

《日华子本草》讲，琥珀能够治疗癫痫，癫是什么？发癫，发羊癫疯，癫狂，气血供不到大脑。琥珀本身是从高空往下堕，藏在地里好多年。所以凡是从下面往上冲的病，琥珀就从上面往下降，形成阴阳对流之势，所以琥珀治什么病？神志往上往外散的，琥珀就能往内收。你看它在地里头修炼了千百年，它从松树上结节掉下来，自由落体，所以他是降气内敛之物。所以老师形容琥珀，琥珀诚乃降气内敛之物也，它适合浮躁暴躁之人。

琥珀能上行使肺气下降，下达使膀胱通畅，入心可以安神，配合重镇药可以平肝潜阳，配合辛散药可以破血生肌，配合淡渗药可以利窍排水，是个多面手。

《杨氏家藏方》有一个忘忧散，忧肠碌碌，忧思，父生病是为子劳成疾，母心忧是忧儿未成器。这个家里老人老是忧，忧一忧，白了头，你就要让他忘忧，可是怎么劝他都没有用，干脆买琥珀，打成粉末，每次用半钱，煎仙草给他服用，仙草又叫金针菜。

仙草忘忧，合欢蠲愤，蠲就是蠲除，不要了，把它除出去。就像二氧化碳，我们把它除出去，然后植物吸进去，又造出氧气来，就是说合欢就可以蠲愤，仙草可以忘忧。所以，仙草跟合欢煮成汤水，送服琥珀，就叫忘忧汤。

还有心经热得不得了，老师碰到一个厨师，炒菜火要达到两米高，火逼过来，人会很躁，一天要炒很多菜，晚上睡不着觉，人都熏得像黑脸张飞，然后呢，喝好多水但不解渴，我说你喝导赤散，喝完以后，尿变通畅，觉又好睡。

导赤散加上琥珀，对于从事火性行业的，如打铁、炼钢、厨师，就适合吃点导赤散，加点琥珀，把赤火导下来。不然长期在那里炼久了，心又烦，尿又赤色，尿道炎、结石就来了，失眠也来了，赚到的钱不够吃药，得不偿失。

所以心经有热，小便赤涩不通，就竹叶汤送服琥珀水，吃下去尿通畅了，睡眠也好了。

《仁斋直指方》记载，小便排出来带血，琥珀打成粉末，每次 2 钱，用灯芯草煮成汤送服，灯芯草能够通心于小便，它送服琥珀，就可以将尿血治好。

《外台秘要方》记载，从高处堕落有瘀血在体内，琥珀粉末用酒服方寸匕，当然有蒲黄也可以加进去，没有蒲黄单琥珀也可以。

薛某产后三日，头晕作眩，起不了床，严重的时候叫都叫不起来，不省人事，小腹剧痛，脉赤痛，然后用琥珀 1.2 克，用童便送服，结果吃完以后，瘀浊排出来，人苏醒，从此不再发作，则余恙亦愈，就说其余的那些病也随之好了。

所以琥珀跟童便配伍可以消从头到脚的瘀血。

琥珀可以治产后精神失常。瘀血堵在子宫里，人又虚，气降不下去，反冲，立马言语失常，哭笑不定，昼夜不停，家属都惊慌失措，怎么办？

用甘麦大枣汤缓解病人的神经，再加琥珀粉 1.5 克，一吃下去，呼吸平稳，安然入睡，第二天就像常人一样。

这个甘麦大枣汤治妇人脏燥怎么效果没那么好，那是琥珀还没用呢，琥珀粉吃下去，就好了。

还有一个妇人产后当天晚上语无伦次，婆媳之间的矛盾一下子爆发出来，一个人可以演两个角色，像唱双簧，唱来唱去，深夜里邀请医生去，发现这个病人突然从床上下来，在家里绕来绕去，求神拜佛，不听指控。医生一想只有琥珀了，琥珀 1.5 克，打成粉，可以去瘀生新嘛，一吃下去呢，第二天好转，第三天好了，就是说服两剂药而愈，好了。

琥珀总的功效离不开安五脏、定魂魄、消瘀血、通五淋。所以，产后恶露不绝可以治，可以通淋安神，所以结石、失眠可以医。

特别是对于产后瘀血作怪的，像生化汤，有条件的话可以加点琥珀进去，效如浮榖。

还有鞘膜积液、阴囊水肿，痛得不得了，用一般去瘀血的药去不了，加点琥珀进去，阴囊很快就释放压力了。

龙胆泻肝汤可以治疗什么？这个绣球风，阴囊肿，发现吃下去通利效果还不够强，加点琥珀进去，很快就会觉得轻松了。

　　还有些做阴部手术以后，局部血管破裂，术后瘀血留在那里，胀得不得了，叫血肿，这时你就用琥珀粉，每次 1.8～2 克，少则三天，多则十天就好。

　　有一个妇女，她从车上跌下来，导致阴部肿痛难忍，然后直接用琥珀粉，服用四天全好。

　　所以无论男女，只要是阴部受伤都可以用琥珀粉。主要是因为阴部属于足厥阴肝经所包绕，琥珀能够去癥瘕积聚，能够入心、肝二经，所以下利膀胱。

　　看《得配本草》琥珀的配伍。

　　琥珀配灯芯草，可以治疗小便赤痛。

　　琥珀配朱砂，可以治疗癫痫。

　　琥珀配大黄、鳖甲，可以下恶血，跌打恶血。

　　琥珀配全蝎，可以息风止痉，治疗癫痫。

　　琥珀配菖蒲、远志，可以治疗心悸失眠，像琥珀定志丸，方中有琥珀、菖蒲、远志、茯神。

　　琥珀配胆南星、天竹黄，可以治疗小儿惊风。

　　琥珀配当归、川芎，可以治疗妇女月经疼痛。

　　琥珀配三棱、莪术，可以治疗癥瘕包块。

　　琥珀配木通、金钱草、萹蓄，可以治疗尿道炎、膀胱炎、石淋。有结石，要加石苇，所以有些慢性结石的，可以服复方石苇片，再加点琥珀粉末。

朱　砂

🦋 **朱砂镇心而定惊。**

朱砂是矿石，比较重，矿石的特点是重可去邪，所以对于惊慌失措，心惊胆战，朱砂就可以抚平，使其安稳。

以前五经富有一个神婆，他的符咒很灵。一般去求神问佛的，都有什么特点？无事不登三宝殿，心中肯定有事才去求去问，那么神婆除了起到安慰导引作用，他还有一个符咒，这符咒里头放了什么？朱砂，很微量的但可以起到很大效果。

古人讲：主明则下安，主不明则十二官危。所有关窍的危机，包括视力减退，鼻塞不利，耳聋耳背，究其因就是心不定，所以一味朱砂也叫定心丸。

心动则五脏六腑皆摇，什么问题都来了，心静则万邪退安，就是说邪气都退下去，天君泰然，百体从令。

有一关节痛的病人，用尽一切风湿药，都没效，后来我叫他吃朱砂安神片，吃了三盒就好了。为什么？就是说做父母的好多病就是操心。朱砂安神片，特别是舌尖红少苔的，含几粒下去，晚上睡觉好了，第二天抵抗力上升，病痛就下降，睡眠乃抵抗力第一道防线，所以，凡服此神安气定。

孙思邈讲到，凡大医治病，必当安神定志。神不安，志不定，你去调形能调得了吗？所以朱砂它是驯"神"的。

曾经有一名严重头疼的病人，就用止痛片，天天都离不了，发散风寒的药也吃了，没效。后来找到老师，我用这一招是绝活，我用朱砂安神片，也是让他吃了三盒，头疼就好了。他吃了一盒还没感觉，吃第二盒睡眠质量就加强了，第三盒头疼就消了。

三个月前我碰到一位阿姨，她和丈夫闹离婚，心神恍惚，人都近于半癫狂状态，我没有治好。然后呢，她母亲就带她到一个神婆那里，给她服用了朱砂的符咒，好了。然后她给我讲这件事，我就会意了，当时没有及时想到给她吃朱砂安神片。

所以你们要记得，凡是神志不安，恍惚迷离，心失所主，小柴胡汤加朱砂安神片，小柴胡汤可以调往来寒热，时好时坏。

老师昨天见了一例，一位老阿婆带了小孙子过来，上次学校体检发现孩子心跳极其不整齐，快几下又慢下来，反复如此，说很危险，叫他回家去调养，做奶奶的吓得坐立不安，带他过来，给他开小柴胡汤，开了五剂。第二次过来，说稳定好多，心跳也不忽快忽慢了，原来他是慢性心肌炎。

为什么心跳忽快忽慢老师给他用小柴胡汤？快乃热，慢乃寒，忽快忽慢叫往来寒热，所以心律不齐用什么？小柴胡汤。初期的心律不齐用小柴胡汤。严重的用什么？心动悸，脉结代，炙甘草汤。重的就是炙甘草汤，初期就是小柴胡汤，配点朱砂安神片吃下去，就安定了。

朱砂除了镇惊安神，还有一个作用，清热解毒，这朱砂安神片还可以治口腔溃疡。

老师在学校里时，有一个室友经常睡不好觉，常备朱砂安神片，然后另外一个室友口腔溃疡就吃他的药，吃了口腔溃疡就好了，可见这朱砂安神片治口腔溃疡也是一绝。

诸痛痒疮皆属于心，能够将心火降服，这个火疮自然就不爆了，这叫巧用安神药为解毒退火治疮。我们有一个巧用方药的，就是说变小柴胡汤为心律不齐方，巧用朱砂安神片为口腔溃疡方，妙用导赤散治舌头痛和舌头出血。

朱砂在古代主要用于治癫狂、惊风、心悸等心经实热证，因为朱砂质重，又能清心，所以我们做药丸的时候常常有一种说法就是朱砂为衣，比如有一些助睡眠和镇惊的药，朱砂洒在上面，粉碎过的细粉做成药丸，最后放在朱砂上面滚一下，让药丸上面沾一点，这药丸的保质期也会更长。

因为朱砂能够解毒，像天王补心丸、安宫牛黄丸统统都有朱砂为衣，薄薄的滚在药丸的最表层，增加安神宁志的作用，因为没有哪个人生病了还能泰然自若的，都有惊慌失措、害怕、恐惧，所以朱砂在百病里都能起到作用，所以只要六神无主，担惊受怕，慌神，都可以用。

朱砂在《神农本草经》里讲杀各类鬼魅邪气，鬼魅邪气是不是跳出一个大鬼王来？是人心乱了，日有所思，夜有所梦，心乱了晚上就出现这些恶鬼之梦，怎么办？桂枝汤加朱砂、人参，吃三剂就好了。

老师曾经碰到三例"鬼压床"的病人，就是突然间做梦了，好像有一团东西捶到他的胸，整个人被压下去，透不过气来，用尽一切力都使不上来，此乃神志病变，用桂枝汤加朱砂，或者天王补心丹，吃下去很快就好了。

你看，《神农本草经》开篇卷首药就是朱砂，三百六十药排在最前面，朱砂还可以佩戴，朱砂包佩戴在小孩儿身上对躁动的效果很好。

《神农本草经》讲，朱砂主治周身五脏百病，养精神，安魂魄，益气明目，杀精魅邪恶鬼。

你看有些小孩子，睡梦中哇哇乱叫，在孩子枕头底下放朱砂，哎，好神奇，就安了，或者把朱砂做成小挂坠，用黄纸包住，为什么用黄纸？红黄红黄的，代表红红火火，专门对付这些魑魅魍魉阴森灰暗，所以我们用红火对治灰暗，灰者暗者皆是肃杀之气，红者火者皆是生发之气，提高了生发之气就不怕，所以朱砂作为挂坠可以解决小孩子失魂落魄，魂不安气不定的问题。

《名医别录》记载，朱砂可以除重恶腹痛。记住，当你们治疗这些霍乱，挥霍缭乱，上吐下泻，老是镇不下，藿香正气散要加朱砂。所以，肚子里乱七八糟的，拨乱反正，可以用朱砂。

《日华子本草》讲朱砂能够治疗息肉疥疮，可以外敷在外面，还可以内服。

《珍珠囊》记载，心热非朱砂不除，心经这个君主热，那些臣热客热都好治，心热最难治，朱砂就可以治。

《医学入门》讲朱砂可以清肝明目，朱砂能清热解毒，心肝之火上扰以后引诸子封闭，朱砂能清肝明目，所以可以在一些明目丸里放点朱砂。

《本草纲目》记载，朱砂可以治癫痫，民间俗称羊癫疯，柴胡加龙骨牡蛎汤要加朱砂，因为癫痫不定用柴胡，神志亢越用龙骨、牡蛎，神志错乱用朱砂。

《神农本草经读》记载，朱砂主五脏百病，为何呢？心动五脏六腑皆摇，心静百体从令。

《本草正义》记载，朱砂入心，可以安神走血脉。所以它可以治关节痹痛，入肺可以降气走皮毛，所以皮肤不润泽，可以用朱砂。

你看一个人燥的时候皮肤不润泽，静下来的时候皮肤很光滑，入皮可以逐痰邪而走肌肉。肌肉酸痛时，把心静下来，跪坐一整天都不会酸痛。心燥了，如坐针毡，坐五分钟就痛了。所以心静的人有耐力，静能久，宁静致远。

所以有人坐不久，久不久不是腿脚功夫，是心性功夫。为什么？心君泰然，百体从令，我的躯干肢节全部听我的命令，入肝可以循血至而走筋膜。

七天前有一位打鱼的阿叔，他筋膜岔气，胸肋痛得不得了，然后我又没有配通络散，他痛到睡不着觉，鱼塘也去不成了。我让他买小柴胡散和朱砂安神片，他一吃下去，当晚就不痛了，睡了个好觉。

不知道是他身体好了还是气通了睡好觉，反正就是双管齐下，小柴胡散主治胸胁胀满，朱砂安神丸主治神志不安，两个一起用，在气层面用小柴胡散，在神层面用朱砂安神片调，所以这是入肝的，可以走筋膜的。

入肾可以逐水邪而走骨髓，或上或下，无处不到。所以要记住，比如有些人说，早上起来晨僵，僵得不得了，没有活动开根本起不来，用肾着汤，还可以在晚上吃点朱砂安神片，让觉睡得更沉。

《士材三书》记载，若喜怒无常，时癫时狂，用朱砂丸，就朱砂、白矾、郁金，我们称之为白金砂，白是白矾，金是郁金，砂是朱砂，然后呢，调成蜜丸，用薄荷汤送服。

《千金方》记载，神曲丸明目，就是有些人久视伤血，孙思邈说可以用神曲、磁石、朱砂炼蜜为丸，久服可以增视力，眼睛可以透露出一股金光。

所以以前国家修史的史官，每天要阅读大量的文章，而且要在竹简上写蝇头小字。如果才学不高呢，不能去修史，等才学高的时候去修呢，眼睛又不行了，怎么办？

孙思邈就给修史官出了一计，就用这个神曲丸明目，有神曲、朱砂和磁石，为什么要加神曲？因为凡矿物药容易在身体留滞，神曲一下去就不留了，达到效果又可以排出体外，果然那些修史官服了以后呢，眼睛就非常好。

所以朱砂在明目作用上不是一般药可以替代的，因为它进入体内让气血清下来，像天空清了自然可以看得好远。

《本草纲目》有两个案例。有一官员平生瘦弱，身体长疮，老好不了，背上都爆出疮来了，后来用丹砂就是朱砂，配合补气血的药，小剂量服之，有好转，再大剂量服之，半个月就好了。

还有一个读书人晚上经常梦到被鬼追逐，通宵不寐，自虑非吉，就自己在思虑，这不是吉祥的事，然后呢，有一个道士就传他一个方法，用朱砂做成箭镞样的佩饰，就是朱砂佩饰形状如箭头，佩戴了十天，好了，四五年不再做这些噩梦，神魂非常安静。

所以佩戴朱砂可以治噩梦。特别有些人梦到火烧了，热死了，或者非常急躁的，用朱砂效果好。

张锡纯有一个经验，某次流行霍乱，他一个朋友的侄子，上吐下泻，垂危在床，居然用治肠胃的药屡治不效，赶紧请张锡纯来，张锡纯说研点朱砂，

1 钱多而已，和童便一灌，上吐下泻好了，活过来了。

又有一个女子得了霍乱，命将危，众医都不治，恰好碰到摇铃铛卖药的草医会治这个，就重用朱砂 1 钱多，霍乱好了，人也救过来了。

张锡纯能够知道朱砂化霍乱之毒，就是从草医身上学的，后来他开始创造急救回生丹、卫生防疫宝丹，都重用朱砂，治疗各种年岁流行的霍乱，不胜枚举啊，传给他人效果也非常好。

这个朱砂功效奇特，所以在藿香正气散之类的辟恶的药里加一点点朱砂，效果尤为理想，然必须用天然朱砂效果才会更好，人工朱砂一般只可以做颜料用，不堪入药。

朱砂治顽固性呕吐的奇案。有一个女孩子 21 岁，恰逢芋头大产，她就拼命吃，吃完梗在胸中，饭食吃不下，还呃逆呕吐，停不下来，觉得胃气不断向上冲，每日必吐三次，吃饭也要吐，四个月都没有治好，这是最顽固的吐症，四个月都治不好，折腾得她快疯了，怎么办？无论是哪种降逆止呕的药，都是吃下去安一下，等下又吐了，水谷难容啊。

后来请到一名医生叫张子生的，一见她舌尖红，火曰炎上，就是火气。问她是不是大便燥结，对。大便又燥结，那怎么办呢？他没急着下手，而是回家查书，他说这是疑难杂病，他要想一想，查阅《中医验方汇编》，见有朱砂散一方，可治顽固呕吐，便秘燥结，就是朱砂、半夏、丁香、冰片、甘草，半夏、丁香都能降逆，冰片可以开窍，朱砂可以镇心神，泻心经之邪热，重可以去怯，可以镇逆。

病人舌尖特别红，舌尖乃心之苗窍，舌尖红乃心火旺，何不用清心降逆的朱砂？遂用朱砂散这个方，研成细粉后每日两次，每次 3 克，想不到药还没吃完，呕吐就好了。并且随访观察没再发作。所以你们又学到一招，顽固呕吐，奇呕，别忘了朱砂。

看《得配本草》朱砂的配伍。

朱砂配枯矾，能治疗心痛。刚才讲了白金丸，配合郁金、枯矾，可以治疗癫狂。

朱砂配海蛤粉，可以治疗吐血。

朱砂配当归、丹参，可以治疗失眠，心血少。

朱砂配龙骨、牡蛎，可以治疗癫痫。

朱砂配枣仁，可以治疗入睡困难。

朱砂配人参、茯苓，可以治疗离魂症，古籍记载，自觉形体作两人，不辨真假，谓之离魂症。就是一个人看上去失魂落魄，魂不附体的样子，用人参、茯苓、朱砂。有些人说，突然间白天撞鬼了，这些都可以当作离魂症来治。

朱砂加进六一散，可以治疗暑气，暑热内伏。

朱砂加进脱离散，可以治疗毒气攻心。

朱砂跟猪心一起蒸煮，可以治疗心神恍惚和遗精，为什么朱砂和猪心配合可以治疗遗精？心动则五脏六腑皆摇，就是摇其精，精关不固了。

朱砂配生地、枸杞子，可以养肾阴，心肾交泰，把心交到肾去，肾阴就养了。朱砂安神丸由朱砂、黄连、甘草、生地、当归组成，黄连、朱砂起到什么作用？降心火，生地、当归起到什么作用？养肝肾，当归养肝，生地养肾，甘草起到什么作用？调和中土。

所以五味药讲一遍你全记得了，交通心肾，水火既济，水火既济的效果就是说心不烦了，肾也不凉了，睡觉好了，所以朱砂安神丸是老师非常推崇的。

癫痫一般用磁朱丸，磁石、神曲、朱砂叫磁朱丸。磁石可以吸铁，磁针可以指南北，就是让人定的，朱砂可以让心定下来，磁石可以让肾定下来，然后再配神曲，把胃调好，使矿物药不伤胃，还可以加强代谢。

所以假如你经常吃很多西药该怎么办？老师教你一招，吃了好多好多药片怕药片在身体打架或者留在身体代谢不出去，用二陈汤加神曲、山楂，或者平胃散都好。

还有一种呢，武当山的奇方，因为武当山经常练武的人，要运力于臂，而且食量很大，饱食就容易长疮，饮食肥甘厚腻了，长疮了怎么办？红肿热痛就练不了功夫了。

所以师父就会给一点紫金锭，就是专门治疗疮痈肿毒，爆疮的。而且练武的人很容易躁，心定不下来，凶勇斗狠，可以给他用紫金锭、朱砂安神片定住。

所以，如果是小情绪就小柴胡汤，逍遥散也可以，暴躁如雷的，那你就要用朱砂安神，要用紫金锭，定住。

第 124 讲

贝 母

🦋 贝母开心胸之郁，而治结痰。

贝母是止咳良药，化痰止咳效果好，只要咳痰干燥，黏黏的，或者带点微黄的，把贝母放在雪梨里隔水蒸熟来吃，或者炖汤，常一次知，二次愈，就是一次有感觉，两次就好了。

秋燥或遇到寒冬，咽干口燥喉咙痛，咳痰，可以熬贝母雪梨膏。在凉茶店里，秋冬天最热门的就是贝母雪梨膏，吃了清肺、润喉、化痰。

贝母非常适合风热肺燥跟肺痈咳嗽。贝母一般分两种，川贝跟浙贝，川贝偏甘甜，带润，所以它可以补，咳嗽还感觉劳累的可以用它；浙贝不一样，它味苦，苦就偏于清，偏于散结，初起的痰热适合浙贝。故而有句话叫"知母贝母款冬花，专治咳嗽一把抓"，这个贝母你要分得清，小孩体虚咳嗽的要用川贝；壮人痰热咳嗽的要用浙贝。

你看浙贝，带三点水，带清的，最重要的是浙贝还可以治疗肺里的包块，颈部的瘰疬，以及胸和胃里的结节，凡结节大都是一团黏痰，所以将痰化了，结节就没了。

所以你要学治疗包块的，必须要研究化痰药。有位叫朱增百的老先生他开创了痰病学的盛世，他著的几本书专门论痰，那些奇难怪症，包块肿结，

148

他就通过半夏、竹茹、贝母、茯苓这些治痰湿之品，把它化解掉了。

所以你去琢磨包块，它一团团黏的像猪油一样，形成块状，那猪油放在锅里一温它就化了，溶解了，放一些醋下去它就分解掉。所以要善于用酸类药，善于用温药，病痰饮者，当以温药合之，善于用这些化痰药，就可以将包块化掉。

譬如有一个乳房里长结节的病人，吃了药结节还在增大，还胀，问吃了什么药？吃的逍遥丸。那试试加点白芥子进去，因为乳房在皮里膜外，在膈周围，还不断变大，一定是痰堵在那里，逍遥散把气理通了，可是痰依然板结在那里，它不会走，加白芥子20克，一吃，就消了。化痰药白芥子去皮里膜外的顽痰。

所以你看我一出手就四逆散合二陈汤，逍遥散合二陈汤，为什么呢？因为百病都因痰气为患。气呢，动情志，痰呢，饮食过度，丰衣足食，太丰富了。所以这两个汤方合用就是调情志跟调饮食的，说白了就是调肝脾。

还有一个梅核气，我按常规的四逆散、阿胶二五汤开给她，病人吃了觉得好一点，可是还去不干净。我一下想到，结热毒痈在咽喉，舌尖红，加消瘰丸，可是她明明没有瘰疬，消瘰丸不一定治瘰疬，凡硬结在咽喉皆可治之，再加玄参、浙贝母、牡蛎，想不到吃下去睡眠也好了，咽喉的梗阻感全部消失。

所以你用经方以及经方合方四逆散、半夏厚朴汤，发现还没法将病治好的时候，一定要想到派一个"特种兵"过去，像浙贝母、玄参、牡蛎，专门去扫荡敌窝。如果痰在胸膜周围的就加白芥子；在咽喉就加贝母；在胃就加半夏；在肝可以用天南星；肝部的油脂用山楂、决明子稍好，但不彻底，你别忘了，用点半夏、天南星，可以化这些肝包油。所以肝包油要治什么？除了治肝外还要治油，油就是痰。

当时我在广州碰到一名老中医，他说这时代你只要会治脂肪肝、脂肪瘤，绝对混得了饭吃，绝对门庭若市，为什么呢？现在丰衣足食，你看垃圾桶里倒的好多都是食物，食物过剩了，过剩了就得用消积和化痰药，用什么？半夏、天南星两味药，几乎舌苔白腻，脸上出油，大肚子，丰衣足食的，用这两味药，因寒热加减，口碑太好了。他比给我看，说脂肪瘤像碗口那么大，现在全消掉了，就用半夏、天南星，各50克，一般人都不敢用，他敢用，配合保和丸或者越鞠丸。他说治脂肪肝、脂肪瘤轻而易举，因为他看透了这疾病的本质，就是饮食不节，痰凝结为患。

再看，浙贝它可以散结消痈，川贝一般只是化痰润肺，假如需要治疗一个人生气上火长包块，生气长包块，用逍遥散，生气上火长包块呢，就要丹栀逍遥丸加浙贝母，效果特好，气火郁结逍遥散中必用浙贝母，佐金平木解肺郁效果好。

还有外科疮痈，一个孩子鼻子上长了一个疮痈，有些人是长在手上，无论长在哪里，香附都可以消，它是气病之总司，疮痈就是一团气堵在那里，那疮痈挤出来的都是水，就是痰湿，加什么？化痰药，半夏、浙贝，就好了。

所以治疗青春痘太简单了，青春痘的形状鼓鼓的一个个包，挤出来脓水黄黄的，有痰热，既能清痰，又能去热的，非浙贝莫属。

浙贝治青春痘鲜为人所知，青春痘是情志所致，青春期情志多变，情志多变肯定要找一个调情志的药，情志在中医里把它归结为气，生气了，发脾气了，较劲了，动气了，就用这个香附，气病总司。

所以你只要学会用柴胡疏肝散、逍遥散、越鞠丸或者四逆散加上浙贝、半夏，你就是治青春痘高手。严重不能透脱的加点皂角刺、两面针，体虚的用四君子汤给他托一托。病不过虚实，药不过寒热，法不过阴阳。

我们再来看，《神农本草经》记载，贝母可治疗什么？喉闭，咽喉闭肿，咳嗽到声音都出不来，用贝母。乳囊，又读成乳难，乳房里头有难，有包块，贝母可以破。

贝母可以做金疮药，你看这个金疮，血肉模糊，痰湿胶着，贝母可以化。

还有烦热，有些人睡不着觉，栀子豉汤加贝母，贝母还可以治失眠。

《名医别录》记载，贝母能够主咳逆上气。但好多时候我们舍不得用川贝，为什么？因为贵，不轻易用。但浙贝便宜一点，可是小孩子又需要川贝，因为小孩子少阳体质，需要柔润一点，小孩子常见咳嗽用小柴胡汤加川贝几乎没有拿不下的，平时就按按列缺，灸灸肺俞，补一补，再晒晒太阳。有人说为什么自家小孩老长不高，平时老咳嗽，让孩子把零食断掉，出去晒太阳，赤脚满地跑，身体就会好。

贝母还可以主治项直。颈项强直，强直性脊柱炎，贝母怎么主呢？贝母一般认为是止咳药，老师最喜欢研究药物在常规功效外的功效，一讲出来出其不意的。所以，有的时候我们随手开出一个方子，四逆散加贝母，治咳嗽的，怎么一吃颈椎好了？这颈椎没那么僵硬了，不知道的以为是偶中，其实有来由。

《名医别录》讲，贝母主项直，项背强直，不要想到项直，就是葛根，葛根也对，但贝母也可，比如熬夜过度，骨头里缺油，骨头里又为痰浊所主，贝母可以化骨头的痰，不单是心肺的。

比如我们用金毛狗脊将痰浊引到脊背，再加贝母，能够利骨髓。《名医别录》里讲三个字，贝母可以利骨髓，就骨髓关节椎间盘韧带间有痰浊阻在那里，使人转摇不得，就像胶钳锈迹一样，贝母就可以除这些东西，为什么？讲讲医理。

贝母治肺，肺主治节，就是说这些关节之间有腔隙，是有气体流通的，这些腔隙都属于肺所主。中医的思维多厉害，腔隙都是肺所主，不是只有胸中为肺所主，关节腔这里都是肺所主，所以碰到严重的关节不利的，不妨用贝母试试看。

今天完全颠覆了你们看病的常规思路，这种由药到医的，只知道药物功效就来行医，那你麻烦了。比如说贝母，你只知道它能止咳化痰，在你手中贝母永远只是止咳化痰的，不咳嗽多痰你就不会用它，想不到来一个强直性脊柱炎搞不好，我们就是四逆散加贝母把他治好了。这个落枕的，还有这个颈僵的，你用葛根汤，病人对葛根都麻木了，每个医生都用葛根，却不懂得加点贝母，那病就治不好。所以医理必须跟药完美结合。

你真的搞科研，研究好药要注意什么？不单要看民间这些药典之类的，你还要研究中医理论，理论不通呢，用药如无水之鱼。

再看《名医别录》讲贝母可以主心下满，腹中结实，腹中结实就是便秘，心下满堵住了，想不到贝母还可以治便秘。

《本草蒙筌》记载，贝母消膈上稠痰，记住，是稠痰，清稀痰就不要用它了。清稀痰要用什么？南星、半夏，稠痰就要用贝母、瓜蒌，应手就把它解决了，久嗽者立效，就是说长久咳嗽的人用贝母的效果很好。散胸中逆气，多愁郁者有功，那些愁眉苦脸，忧心忡忡的，用贝母。你说，这人乃是忧愁人，哦，知道了，四逆散加贝母，治疗忧愁人。

足生人面恶疮，意思是脚上恶疮长得像人面一样，人面疮用贝母，疮就那些痰浊，挤出来都是这些粉粉的水，贝母就专化痰浊，人面疮，用贝母烧灰过后，用油敷在疮口，可以收口。

贝母，黄疸能驱，赤目可愈，就是贝母可以治眼目赤痛，黄疸，它可以除疝瘕，就是癥瘕疝气，还有喉闭，治消渴热烦，所以糖尿病烦热，睡不着觉，都可以用贝母。

《本草乘雅》讲，贝母形如聚贝，它的现状像一群群贝壳聚在一起，独贵其母，非常贵重，就是说贝母有大有小尤以小的为贵，肝肺可施，就是肝肺都可以用。

所以肺里的痈疮，肝里的肝包油，脂肪肝，都可以用贝母。脂肪肝你能不能想到贝母？一百个人中几乎有九十个人想不到贝母，贝母是止咳药啊，思维定式最可怕。

《药性解》记载，贝母清心润肺，止嗽消痰，主胸腹气逆，伤寒烦热，贝母是清心肺的。要知道贝母是越小越好，独贵其母。

《药鉴》记载，贝母主喉闭，射干疗喉闭，玄参治结热毒痈，清利咽膈，还有贝母，你要想到。

再看浙贝，浙贝还可治疗风痰阻肺，夹火都可以，比如有些人感冒咳嗽带痰，可以用它。

贝母还可以治疗胃痛吐酸，胃痛酸水往上犯，有些人用白及、贝母来治疗胃中犯酸效果好。

有位老中医很会治疗胃酸，他常常秘其术而不传，他说他配好这个药，就给病人，从不告诉病人配方。后来他的儿子公布出来了，就是贝母跟白及，还有乌贼木三味药。

再看，浙贝还可以清肝火，有些人生气以后脖子就长痛，或是眼睛长痛，用浙贝，它可以开郁结，止疼痛，所以郁闷到生不如死，就吃贝母。

贝母还可以治疗痔漏疮痛，原来是肺与大肠相表里，肺已经热了，在那里冒火，那大肠它也热啊，就导致痔漏。

痔疮你能想到贝母，那你一定是一个读古籍的厉害高手，你必定是很细心地研究古籍。

《圣济总录》记载，贝母丸治疗痰热咳嗽，贝母、甘草、杏仁三味药打成粉用蜜糖为丸，含化就行了。

现在吸烟的人太多了，咳呛还有好多痰，告诉大家一个戒烟化痰丸，就是贝母、甘草跟杏仁三味药，就是说烟瘾大以后，咳嗽多痰，咽干口燥，早上起来口好苦，贝母、甘草、杏仁三味药，炼蜜丸如弹子大，可以作为含剂，烟瘾来了含两颗，这些痰一化掉，你就没有烟瘾了。

但凡瘾都要治痰。烟瘾，酒瘾，一个人只要有瘾，全部是痰在作怪，怪病都由痰作祟，这瘾就是怪病。

"痰饮瘤癖"这四个字就揭露了要治这些烟瘾、酒瘾怪癖的，必须要化痰，痰化干净了，他就不想吃乱七八糟肥甘厚腻的东西，也不想抽烟了，就是念头变淡了，因为他的痰淡了。

《太平圣惠方》记载，吐血衄血，贝母1两，炮制炒黄，然后打成散，用汤水送服，每次2钱，可以治疗吐衄血，因为贝母降肺，气降则血降，因此贝母也可以治流鼻血。

《集效方》记载，治疗忧郁不生，胸膈不宽，贝母去掉心，加姜汁来炒，研成粉，做成丸来服用。一味贝母丸，专门治疗忧郁不生，胸膈不宽，所以说膈下不宽加枳桔，怎么加了枳桔还是不宽？因为如果它是气层面的，用枳壳、桔梗效果好；但若它已经在痰层面了，那你就要用贝母。

所以有些人郁闷呢，伸舌头看看。好，干净的，用枳壳、桔梗。舌头白腻的，咳痰吗？平时多痰，逍遥散要加贝母，不要加枳壳、桔梗了，路子不对。一个病在气分的膈下不宽，枳壳、桔梗一用就好，大气一转，其病乃散；一个病在痰的膈下不宽，要加贝母，当然也可以联合起来用，也管用，治痰不离气，治气可以兼治痰。

有一个商人胳膊长了一个人面疮，非常可怕，用其他药草都没办法，只用了贝母，那个疮就收口了，变小了，数日后结痂就退掉了，所以贝母可以治疗疮痈。

贝母、元胡可以止咳嗽，凡老人、少年、儿童，咳嗽多痰，胸痛到不得了，无论寒热，只要贝母跟元胡等分打成粉，每次服 5 克。记住，贝母治痰，元胡索治气，把痰气通宣掉了，就不咳嗽了。

所以每次用 5 克左右，研成粉，和冰糖水调服，止咳效果特好，喝完以后，肺不咳，胸不痛。

存仁堂有一个元胡治老少痰嗽的记录，不论老年少年，只要咳嗽胸痛的，用元胡效果特好，不要以为元胡只治胃痛，治咳嗽的胸痛效果也很好。所以常用贝母清润化痰，取其静，元胡呢，通利气机取其动，动静结合，肺宣降复常，痰痛得去，故咳嗽疼痛可止。

张景岳有一个化肝煎，里面就有浙贝，专门治疗肝里有火气，配合左金丸，可以治疗胁肋痛，肝胃气痛的，效果特好。

浙贝跟乌贼骨研粉，可以治疗胃十二指肠溃疡，反酸。

有一个 27 岁的女孩子，浅表性胃炎急性发作，胃里烧灼痛，不舒服。胃隐隐作痛要用理中汤、建中汤，胃烧灼痛就要加贝母，嘈杂难受烧灼痛可在普通的方里加浙贝 10 克，服后很快就见效了，五剂减轻，十剂消失。

所以你要记住，如果有人胃隐隐作痛，用理中汤、建中汤好转。胃灼痛，理中汤、建中汤加贝母，就会彻底好。用药仅差一味，疗效即不相同，可见张景岳当时用方立方之妙。

我们看《得配本草》贝母的配伍。

贝母配厚朴，可以化痰降气，把肺中痰浊降到大肠去。

贝母配白芷，可以消痈肿痛。

贝母配苦参、当归，可以治疗妊娠尿难。

贝母配连翘，可以治疗瘿瘤。

贝母配牡蛎、玄参，可以治疗瘰疬。

贝母配瓜蒌，可以治疗黏痰。

贝母配桔梗，可以下气止咳嗽。

贝母配知母，叫二母散，可以治疗痰热咳嗽。

贝母配沙参、麦冬，可以治疗肺燥咳嗽。

贝母配杏仁、前胡，可以治疗风热外感咳嗽。

贝母配鱼腥草、芦根、薏苡仁，可以治疗肺痈。

贝母配海藻、昆布、夏枯草，可以治疗甲状腺长瘤。

贝母配蒲公英、天花粉，治疗乳痈、乳疮。

百 合

🦋 百合理虚劳之嗽，更医蛊毒。

百合是治疗劳累咳嗽的妙药，怎么说呢？中老年人劳损，五劳七伤，有人局部老是痛，有人就总是咳嗽。

上车村有个老阿婆，她说她不能干活，为什么呢？因为她俯下去，手脚一忙起来干活就咳嗽，哎，如果不干就没事。真的，人到年老身不由己，不是不热爱运动，而是一运动劳伤就复发，一上坡就气喘，一劳动就咳嗽。

我一看，舌头少苔，比较红，她这是肺燥肺虚，用百合隔水炖，加点冰糖或者蜂蜜都好，她每天吃一次，吃了半个月，不经意之间，走快了也不咳嗽，试着去砍柴，也没事了。

所以老师认为如果小孩子初起的微咳嗽，用川贝、雪梨；如果是中老年人体虚咳嗽，要补虚的，就用百合。

当时我们到药物园里去采过百合，它像蒜一样，一瓣一瓣的包在一起。外形似葱蒜，这是百合科的特点，多为鳞片组合而成，这一瓣瓣的叶子像百鸟朝凤，紧紧包在一起，所以它具有收藏的作用，由于它一瓣瓣像叶子一样，它善于收藏哪里啊？肺叶，上焦。

所以肺的咳嗽，咳嗽入肺嚣张，就是不停地咳，百合蜜就可以让肺收敛，百合可以润肺止咳、清心安神，百合跟贝母联用，几乎没有拿不下的肺燥、肺热、肺劳，这个不是肺痨病，初是肺劳损劳累。

北山中学有一位老师，慢性咽炎，一痒就咳嗽，他说我传的那个方子在他们教师圈里挺流行的，玄麦甘桔颗粒，可是他吃了却没效。这是因为单纯咽炎有效，咽炎带咳嗽的，就得加点润肺的药，加百合、贝母，咽痛、咳嗽、咽痒立马消失。

所以你看那些当老师的人，言多，言多伤肺，伤中气，就要用百合补肺。有一个药叫百合固金丸，金是什么？就是肺，你看百合那些鳞片包得紧紧的，像肺叶一样，绝对不会轻易受外邪的打击。

百合还可以养心安神，特别是对于更年期的人，效果超级好。陈江村有一个更年期躁狂的病人，她的儿子慌张地跑回来，问怎么办？我说："我给你出个主意，好了就是你的福气，不好你就另请高明。"因为对于神志方面的病症，有很多是家庭矛盾所致，医生很难介入。

甘麦大枣汤加百合地黄汤，百合、地黄各30克，甘麦、大枣也各30克，熬出来的水甜甜的，甘能缓急，他母亲还挺爱喝的，说没中药比这好喝的，加点蜜更好喝，这燥急之人呢不怕吃点甜的，燥者肝木当令，可以土培之，木生于水而成于土，甘麦、大枣再加上百合、地黄，甘草、大枣是培土中央，百合是固肺的，地黄是壮水的，水足了可以把木养得条柔，土厚了把木固得不再动摇，金足了在上面佐金平木，把燥气"砍"掉，那么这个木就不燥了。

所以女子以肝为先天，天癸绝，肝就燥了，情志就波动了，这时甘麦大枣汤配百合地黄汤，再稍佐以小柴胡汤下去，基本上对付更年期的杂症十有八九都是应手而愈的。

这药吃完以后，他妈妈的狂躁症就平息下来了，他说他终于可以安心出去工作了。

所以这个百合有清心安神的作用。如果觉得最近老是燥，可以选用百合。

百合是非常平和的，把百合看作补肺的药，我觉得小瞧了，我是把它看作佐金平木的药，固肺金以后这个情绪就不会轻易波动。

小柴胡汤试试加百合，特别是像林黛玉这种类型的，一旦情志一波动就咳，一激动忧愁就咳的，寒热往来不定的，胸胁苦满，默默不欲饮食，好，用小柴胡汤，如果有肺金不足，咳嗽，再加百合固金，效果好得很。

小孩子咳嗽，小柴胡汤可以加百合、陈皮、麦芽，得心应手。枳壳、桔梗宽胸理肺，胸膈宽畅了，随你加减。胃口不好就陈皮、麦芽；胸膈不开就枳壳、桔梗；老是肺虚就百合；面黄肌瘦，嘴唇发白的，那就黄芪、大枣多用一点。

百合能够补肺阴，肺主皮毛，所以老年人干燥性皮肤病，百合跟山药用泥锅来煮，吃下去晚上就觉得皮肤好像得到滋润灌溉一样，有此神效。

因为山药培土，土能够旺皮肤，百合润肺，肺主皮毛，土能生金，又好吃，二药合用可以养颜润肌肤润毛窍。

肺中很热，就需要润肺燥，因为燥跟热，燥到极致就热，热到极致就变火了。所以碰到寸脉跳得数的亢的，几乎都可以用百合，就不燥了。它常跟沙参、麦冬、玉竹联用，为什么？清补凉的配伍。但一般人都不开百合，为什么？贵了一点，不如开其他的如玉竹、沙参相对来说便宜。

失眠，心火旺，特别是《金匮要略》讲的，精神失宁，如有鬼神附体，就是现在讲的附体病，一个人发出两个人的声音，精神分裂了，怎么办？把它合回去，百合就是百种怪病都可以合回去。

百合、地黄可以使肺跟肾合，百合、知母可以使上焦跟下焦相合，百合鸡子汤可以通身相合。所以我们说有一味天人合一的药，它是什么药？百合。

《神农本草经》记载，百合甘平，它可以作食物，能治疗心肺邪气，利大小便。大小便比较难解出来的，用百合，为什么？百合降金，肺金肃降，则诸经之水莫不服从而顺行，因能发力，它就往下顺行了，天降雨了，地面的河流就哗啦啦地流通，肺如果肃降了，膀胱就会淅沥沥地通利。

百合还可以补中益气，所以你看到一些中老年人下巴肉往下掉、胃下垂、神疲乏力、尿频尿急、子宫脱垂，这些现象补中益气汤都能解决，唯独再出现一个现象，老是咳嗽，动则咳嗽，伴心慌心悸，需要补中益气汤加百合30克，神效。

这个经验你们要好好把握住，就是说凡损及呼吸系统的，中气下降的，就要补中益气汤加百合，没有比这个更好的了。这个经验是《神农本草经》上记载的。

《名医别录》记载，百合可以治疗喉闭，咽喉痹阻，水谷难入。

很多人都得过扁桃体发炎，水谷难入的感觉，那就是喉癌病人每一天的感觉，咽喉都在着火，水谷又不得入，这时就可以用百合清热。

百合可以止涕泪，即流鼻涕和泪水，通过降金和固金，百合固金，金生水，这涕泪就往止住了。

所以《药性论》记载，百合主涕泗不止，百邪鬼魅。

怎么红参主鬼魅，朱砂也主鬼魅，跟百合有什么不一样？比如说，一个人梦到鬼魅，它是拿着大冰刀过来的，令人心惊胆战的，然后非常阴森，阴冷的，那要用红参，相当于一团火。相反另外一个呢，它是红毛的，而且炽热的，非常嗔恨的，暴躁的，我们就用百合对付它。

《日华子本草》记载，百合可以安心定胆，所以那些胆战心惊的人，我们可以用朱砂安神丸加点百合，把它定一定，也可以用天王补心丹加点百合。

百合可以养五脏益志，让志更笃定。

百合可以治疗半夜狂叫，白天给病人弄点百合，晚上就能一觉到天亮了。

百合可以治疗产后血狂运，就是血燥，收不住。

百合还可以治疗胸肋痛、乳痈。痈疮原是火毒生，百合能够降金生水，水能救火。

《本草蒙筌》记载，百合主惊悸狂之邪，消浮肿痞之气，止遍身痛利大小便，乳痈喉痹殊功，咳逆鬼怪奇效。

《景岳全书》讲，虚劳之嗽百合最宜，劳则气耗，所以有人咳嗽，是那种吃点冰饮就咳嗽加重的，好，姜辛味，痰饮退。

这吃点烧烤的，煎炸的，就立马咳嗽的，好，吃点润肺的，知母、贝母、款冬花，管用。

这个一干活的加重的，好，吃点百合、大枣、山药，劳则耗气，劳倦伤脾，山药补脾，百合壮肺。

所以凡问病要问其诱因。吃冰饮，好，用理中丸。在外面吃煎炸烧烤，好，用清燥救肺汤。一疲劳就加重，到外面逛街逛久了，就疲劳，舟车劳顿，用补中益气丸。一熬夜就加重，用六味地黄丸，尿还频呢，用金匮肾气丸。

《本草新篇》记载，百合此物和平，有解纠纷之功。所以一个人老是纠结，应该吃点百合根。

百合可以锄强扶弱，强就是肺太亢了，弱就是太虚了，驱邪扶正，所以有邪气进来，正气虚，可以用百合，但气味比较薄，味比较甘淡，所以必须重用，其功必倍，它的功劳才会显，有时 10 克、20 克、30 克没效，50 克，100 克都可以用，特别是翻倍使用，它的效果就会大增。

孙思邈讲阴毒，即阴部的这些毒，煮百合浓汁服用。所以有些妇女的阴疮，阴部湿疹还有子宫糜烂，百合降金生水就可以调柔。

《济生方》有个百合膏，咳嗽不止，痰中带血，就两味药，款冬花、百合，等分打粉，炼蜜为丸，然后服用。

凉的咳嗽就用姜汤服用，热的咳嗽就用薄荷汤服用，几乎咳嗽带血没有不好的。

《卫生易简方》记载，治肺病吐血，用新鲜百合捣汁，或煮食百合。老师认为百合跟山药一起煮食最能治疗肺虚。

《包会应验方》记载，疮痛不肯开口，用野百合跟盐巴捣烂为泥敷上去，疮痛就会开口，毒就流出来了。有些小孩得了天炮疮，湿疹，李时珍讲到用新鲜百合捣烂了敷上去，一二日即安。

《千金方》记载，耳聋牙痛用干的百合打粉，温水调服会好。

《冷庐医话》记载，蒋某得了丹毒，浑身一个个爆出来，像爆火山，两臂疼痛都动不了，诸药乏效，后得到一方，用百合研成粉末，加白糖捣烂了敷上去，一敷疮就退，结果此方易制而罕见，价廉而速效，可传也。

百合地黄汤可以治疗百合病。刘渡舟老先生的医案：病人，女，42岁，她得了怪病，心中燥热烦，晚上睡不着觉，晨起半身都麻木，没办法去工作，停工半年，后来反复烦躁，夜寐不安，亢奋得精神要分裂了，好像有鬼神作怪，脉细数。用百合12克，生地16克，就这么两味药，在当时不到五毛钱，服药三剂后，效出意外，燥热得安，余症皆改善，又服三剂，亢奋和炽热得到控制，夜寐得安，余症亦消，病人喜不自禁，最后恢复工作。

还有一种受惊后精神不振的，有个女学生，在学校看解剖尸体后害怕到上厕所失神跳到厕所里，家人马上把她捞上来，到医院里治疗，后来查出没病，就是非常郁闷，精神恍惚，头颈都不能抬起来，只能左右摆来摆去，像爬行动物一样。对什么事都失去热情了，问她哪儿不舒服，她也不知如何作答，镇静药无效，后来找到中医，一切脉脉浮数，舌红少苔，阴虚内燥，当作百合病处理，用百合知母汤，一剂定惊，两剂正常。

看来药要对证一碗装，药不对证满船装。

百合汤治疗顽固胃痛。焦树德老先生最擅长治疗痹证，但是胃病也是他的拿手好戏，他有一个三合汤、四合汤，治疗胃病效果非常好。

焦老三代中医，幼年时他的祖父、外祖父就教他背口诀：病在心口窝，三合共四合。他昏昏的不知是什么，等长大开业行医的时候，临床一应用，马上信心暴长，心口窝就是胃脘部上面，三合四合是这个汤的口诀。高良姜、香附两位药，叫良附丸，这是一合；百合、乌药是百合乌药汤，这是二合；丹参、檀香、砂仁叫丹参饮，丹参去瘀血，檀香去滞气，砂仁调和脾胃，这是三合。这叫三合汤，三方组合专门治疗胃部的疼痛。

那四合呢？在前三方基础上碰到顽固胃病，久病多瘀，久病入络，病入络脉一般要用虫类药来搜刮，不过我们一般不用虫类药，用虫类粪便——五灵脂，照样可以通到络脉深处，然后再加蒲黄，蒲黄很细，可以化瘀，久病多瘀，久病入络，就加蒲黄、五灵脂两味药，就是四合汤了。

所以普通胃痛用三合汤，严重胃痛到细络去，年深日久的，加蒲黄、五灵脂，也就是失笑散，你看有些人痛得都失去微笑了，用这个方子他就好了，微笑就回来了。

看《得配本草》百合的配伍。

百合配贝母，降一切肺燥咳嗽。

百合配款冬花，治疗咳嗽带血。

百合配车前子，可以治疗尿闭。

百合配生地，可以治疗无水舟停肠燥便秘。

玄麦甘桔加上百合，可以治疗咳嗽又肺气虚，咽喉还痛。

百合配生地，可以治疗百合病，燥扰。

百合配知母，可以治疗精神分裂症。

百合配甘麦大枣汤，可以治疗更年期乱七八糟的一切症状，几乎更年期的所有病症都可以通治。再用其他的药配合一下，调一下寒热，血不足的四物汤加进去，气不足的四君子汤加进去，情志波动剧烈的小柴胡汤加进去，痰多的二陈汤加进去。

所以更年期综合征已经让老师看透了，天癸绝地道不通，形坏而无子。枯竭嘛，枯竭我们就地涌金泉是什么？甘麦、大枣。天降云凝是什么？百合、知母。所以这样下去，天又下雨，地又涌泉，你还不回春？

肺部干燥，干咳少痰，秋天较多，咳得声音都嘶哑，讲不出话，用百合固金汤，效果好。

有人吃煎炸烧烤后咳血了，好害怕，现在鼻子又流血。这个太简单了，百合固金汤两剂药一吃，立好。你看有些人一擤鼻涕带血了，心惊胆战，百合固金汤抓一剂，好了，那金就固了，固了它就不裂出来了。像水缸固密的，它会裂出来流水吗？不会。所以百合固金汤专门修复肺金，对于肺燥而出血的效果特别好，好得不得了，一用就知道。

一位 80 岁的老人，咳嗽带血，流鼻血，刷牙还流血，我一看，舌红少苔，脉细数。我让他用百合固金汤，其他看都不要看了，原方就可以，一剂就好了。

阴虚内热的烦躁，失眠睡不着就酸枣仁汤加百合，人为什么睡不着？你看人睡不着的时候有什么现象？眼珠子溜溜转，头脑静不下来，心乱想，然后身体乱动，就是五官七窍完全不听你的话，失控了，那怎么办？赶紧让它和下来，天地交合万物生。

你看小儿多动，跳来跳去，煮点百合根，加点蜜下去，肯定静下来，静多静少就看你的剂量，以及跟其他药的调解了。

神志恍惚，百合配大枣或百合配知母都好。

口苦，百合配地黄可以治。

小便赤，百合配知母可以治，降金生水嘛，小便就清了。

升 麻

 **升麻提气而散风。**

升麻能够提气，是让人轻巧的一味药，故补中益气汤少不了它。它叫升，飞升，往上走，谓之升，往下走，谓之陷，所以陷胸汤是往下走的。升阳益胃汤、补中益气汤，有升麻，是往上升的。还有升陷汤，治疗大气下陷，也是往上升的。

升麻能让人骨头拔节，防止衰老、痴呆、脑瘫、智障、反应失灵，总之就是说没有顶端优势了，顶端优势就是人的大脑里具备全身的精华，像大脑智力退化以后就没有顶端优势了。

所以用升麻配核桃，可以将精华上供于颅脑；升麻配黄芪可以让大脑思考问题持久；升麻配枸杞子，可以让脑汁变多；升麻再配川芎、柴胡，可以化脑子的瘀血；升麻配菖蒲跟远志可以让脑窍灵光。

古籍记载，升麻具有升转周变之功，故又名周麻，周，一气周流，就是它一升起来，让你一气周流，所以它有周转胃气的作用。

所以有些医家很喜欢用升麻。升麻除了提气升阳以外，还可以举陷，举陷就是说脱肛扑通掉下来，把它举上去。下巴赘肉、胃下垂、子宫脱垂，都可以举上去。

升麻还可以清热解毒，因为它往上升，所以咽喉的热毒它可以解。升麻可以引少阳清气上升，故而对一些中气不足，大气下陷的胃下垂、子宫脱垂、脱肛、肾下垂等，可以用补中益气汤配升麻、柴胡这两味药，升麻升胃的清气，柴胡升肝的清气，使肝胃的清阳都往上走。

升麻一般用于升阳，3～6克就好，用于清热解毒就要用到20～30克，甚至50～60克，它才可以深入内脏，解毒外出。

方耀中老教授曾经重用升麻60～80克治疗病毒性肝炎，效果跟口碑俱佳。

《神农本草经》记载，升麻解百毒。百毒之王是什么？肝毒。

方耀中老前辈说治了很多肝炎，效果不够理想，一加进升麻60克，效果超级好，刚开始用10克、20克，微效果，用30克，好效果，用60克，奇效果。

升麻可以辟瘟疫，像瘟病，肝炎，瘴气，岭南的这些瘴气湿气、邪气蛊毒。

《本草纲目》记载，升麻乃脾胃经引经最重要之药，所以可治疗脱肛、肠下垂，还有疝气。

西山村一位老人得了疝气，他得用皮带系紧，要不小肠会坠下来，他一赶集，走路回家，那小肠就坠下来，得赶紧躺在床上动不得，他说他现在已经被"绑"在床上了。

我给他开了补中益气汤，吃到十剂没事了，就算蹦蹦跳跳，小肠都不会坠下来，治疗疝气时，补中益气汤重用黄芪100克，升麻10克，就可以将小肠疝提起来，所以它是治疗脾胃经引经最重要的药。

升麻又可以治疗遗浊，什么叫遗浊？解完小便，裤子刚穿上又滴出一滴来，滴出来遗留的这些尿浊，还有白带。凡物体往下走，皆因清阳升举之力不够，所以用升阳益胃汤，把脾胃升举起来，这遗浊就好了。

升麻可以消斑行瘀血，可以美容养颜。你不要认为养颜只有当归、白芷，还有升麻、柴胡。

升麻还可以治疗阳气下陷,头晕脑胀。老年人最多,上气不足,头为之眩晕,耳为之鸣,颅脑为之倾,就是颅脑之柱清气不够了,提不起劲,沮丧。

所以升麻能升陷,就是对治沮丧病跟老慢病。中老年人记忆力下降,中气不足,怎么知道他记忆力下降?你看他头塌下来,腰板不直的,记忆力绝对下降,而且容易眩晕。所以用四君子汤补气,气要往上走,所以加升麻、柴胡,马上气能生血,血能上升,最后脑气血充足,记忆力恢复。

今天你们又学到一个治疗脑供血不足的奇方,四君子汤加升麻、柴胡再加颈三药,效果特别好,专门治疗老年人体虚,心脑缺血。

胸胁痛,升麻也可以治,它可以旋转胸中气,让胸中气一气周流。所以,不只枳壳、桔梗可以升降胸中气,其实尝试用升麻,效果也可以。

用升麻、牛膝,一升一降,它升降的气更广,枳壳只升到咽喉,桔梗降到肛门,升麻升到哪里?升到头面,牛膝降到哪里?降到腰膝底下去,所以它们是大升降,升麻、牛膝调大周天。

不妨看一些咽喉炎病人,严重的,一气周流在咽喉就堵住了,升麻50克,牛膝30克,一剂药下去,好了大半,玄麦甘桔再加进去,几乎就不用第二剂了。

大气一转,其病乃散,而枳壳、桔梗转胸中小气,升麻、牛膝转周身大气,周身流通了,这些麻木感就没了,酸麻胀痛感就消失了。

所以有些人干了体力活,酸麻胀痛怎么办?吃两剂补中益气汤,里面有升麻,气血补足后,能够营运周身。还有足寒,足寒怎么用升麻?原来升麻能够让脾胃的气血输布到四肢,足寒伤心,把脾胃的气血输布到四肢,仓库饱满又分给四肢,足就暖了。

《药类法象》记载,升麻能解肌肉间热,乃伤风之要药,所以偶尔伤风感冒,肌肉酸疼发热,升麻就能解。

《日华子本草》讲升麻能够安魂定魄,魂飞魄散的可以想到升麻,为什么？魂飞魄散是一种害怕之象，害怕的气是下坠的，那么气下坠我就提气，所以升麻提气而散风，散什么风？乱七八糟的邪风、邪气，那升麻提正气一身足后，城墙固密则邪气不得进去，所以升麻还可以固表。

在古籍上有一个讲安魂定魄的案例。有一个读书人走夜路，路上连续的坟墓，他到客栈的时候，惊魂未定，吃不下饭，看不了书，惊则气乱，脑子彻底成"浆糊"了，他觉得这次科举考试完蛋了，被"鬼"吓到了。然后，碰到一个江湖郎中，说他这是惊则气乱，要安魂定魄，拿出补中益气丸，让他连吃了三丸，之后，他突然就觉得胸中有一口气从丹田升起来，不怕了，连续吃了三天，就什么症状也没有了。

所以惊弓之鸟，失魂落魄者，服补中益气丸，能安魂定魄，里面有升麻、黄芪，升麻将气提起来，黄芪将气补足。

黄芪配升麻有云升之妙，知母配牛膝有雨降之功。

我们看《本草乘雅》记载，升麻秉天地清阳而生，可以升阳气于九阴之下，显明灭暗。显明就是将这脸色变得光鲜靓丽，灭暗就是将那些暗斑、暗淡、惨淡、灰暗、晦暗、消极灭掉。所以升麻是一个非常积极的药，显明灭暗，推陈出新，所以久服升麻令人颜面光泽。

《长沙药解》记载，升麻利咽喉而止疼痛，消肿毒而排脓血，所以有些扁桃体炎，它不就一团脓血吗？肿痛，重用升麻50克，加桔梗30克，一剂知，二剂愈，还要加夏枯草，因为夏枯草治疗咽炎效果特别好。

《景岳全书》记载，升麻能够提元气下降，举大肠脱泻脱肛。所以古人记载用升麻、柴胡配大黄、甘草、当归等药，治疗肠道脱垂，效果还挺好，像补中益气汤加枳壳，治疗脱肛奇效。

《神农本草经读》记载，凡物有纹路如车轮者，皆有生转之功，比如防风、升麻、木通、乌药、秦艽，还有鸡血藤，这些药带有车轮样的纹，有生转之功，升麻更是空通的，所以它生转更快。

常人认为瘀血在鼻子里面会致鼻子出血，用犀角地黄汤，如果没有犀角可以用升麻配水牛角代替，效果特好。

《仁斋直指方》记载，喉痹疼痛，升麻片含咽，或半两升麻煎水服。又讲胃热牙痛，用升麻煎汤，含服漱口，然后再吞下一些，牙痛也会好。

《千金方》记载，热痹通身瘙痒，就是荨麻疹，有没有一味药治荨麻疹？有，升麻。因为升麻既可以祛风，又可以解热，荨麻疹就是一搔一条血痕，有风，升麻是风药，可以祛风，你看皮肤局部红红的，有热，升麻可以解毒热，所以升麻集祛风解热于一体。

孙思邈看到这一点，就记载下来，热痹瘙痒痛，升麻煎汤饮，也可外洗之，效果非常好。

钟某39岁，因为吃了各种西药，导致过敏，通身发红，瘙痒不止，还起疹子，数日晚上难睡觉，脱皮，都不愿意见人了，医生说这是红皮病。什么叫红皮病？其实就血热。

然后找刘渡舟刘老看了，了解到热皆出于阳明，六经实热，总清阳明，升麻能清阳明经之热，大黄能去阳明腑之热，这病现在还在经上，在皮肤，所以用升麻葛根汤，升麻10克，葛根16克，赤芍18克，甘草8克。吃完五剂药后面赤甚痒减轻，信心倍增，然后再调养，皮疹全部好，然后快乐回乡，开心工作。

所以你看一些红脸病，鼻子发红，酒渣鼻，别忘了明阳经，阳明经热就要用升麻去解它。

郭某30岁，肝炎十年，百药乏效，转氨酶一直在500单位以上，肝区长期疼痛，以为要恶变了。方耀中老前辈给他用加味黄精汤，直接补他的精，再加升麻、甘草，升麻用30克，甘草用6克，升麻最大量可以用到45克，两周以后胁肋胀痛消失，一个月后复查，肝功能那些指标全部正常，十年之病两周就治好了，这是一个奇迹。停药一年以后，复查还是正常，可见这是真的治好了，后来曾经因为劳累而复发，转氨酶升高，然后再服药二十剂，又恢复正常，可见这个汤方是可以治疗肝炎的。

所以方耀中老前辈看到久病脾虚的就用御风散，加四君子汤，再加升麻、甘草，效果特好。见到肾虚，就用黄精汤，加升麻、甘草。只是肝阴血不足的，就用一贯煎，加升麻、甘草。总而言之，就五脏辨证的基础上加升麻、甘草，解肝毒特别好。

上海的严德新老前辈，他治疗胃炎胃溃疡特别有一手。他诊治过一个 68 岁的男子，检查胃里都是多发的糜烂点，天天胀得饭都吃不下，西药吃了还是不好。严老认为是中气不足，用炒过的升麻加苍术，两味药为主再配合二陈汤，结果服了一剂呃逆就消失了，连服七剂，诸病遂安，就这么简单。

用二陈汤就是将那些溃烂"洗刷"下去，苍术跟升麻就雄健了脾，二陈汤降胃，脾升则健，苍术是健脾圣药，苍术配升麻是圣上加圣，二陈汤是降胃的神方，然后可以加枳壳、旋覆花，严重呃逆可以加代赭石，这在古籍都有记载。

接下来我们看《得配本草》升麻的配伍。

升麻配白芷，可以缓带脉之疾，所以带下臭浊，用升麻、白芷。

升麻配葛根，可以治疗胃火牙痛。

升麻配当归、肉苁蓉，"济川归膝肉苁蓉，泽泻升麻枳壳从"，可以通大便之燥结，治疗虚秘，就是大便燥结，人又没力的。如果有便秘还很大力的，就不要给他补了，要泻。

风热感冒咽喉痛，升麻配桑叶、菊花、薄荷。

皮肤红疹，升麻配葛根、牛蒡子解皮疹，荆芥也可以。

口舌生疮，升麻配黄连，最好。

风热热毒上攻头面，升麻一定要配板蓝根。有的人热毒脸肿得像猪头，升麻配合石膏、板蓝根，立刻见好。

身体发热以后，局部皮肤出血斑，升麻要配紫草、大青叶，最消血斑。

气虚下陷后，子宫脱垂，升麻配黄芪、人参就可以提起来。所以产后子宫脱垂，升麻配黄芪、人参。

如果年老肛门脱垂，在补中益气汤里加枳壳效果特好。

讲话要靠咽喉，靠元气，当累得不想讲话了，讲不出来了，用举元煎，气一举起来，咽喉就转了，就能讲话，所以人活一口气，升麻就能够提气。

牛 膝

🌿 **牛膝下行而壮骨。**

牛膝，不是牛的膝盖，而是它的形状像牛的膝盖，就是说根茎膨大如膝。

牛膝是下行的，下行有三大好处。

第一是壮腰膝，假如人没力，双膝酸软，用黄芪补气，它一般补胸中大气，一加牛膝，就将气引到膝盖去了，牛膝补膝盖之气。

所以单用黄芪一般补上焦之气，重用再加牛膝就补下焦了，所以有人说黄芪补中气，益肺气，若药物灵活配合，它也可以益膝盖之气。所以素有一句话叫"非牛膝不至膝"，不是牛膝的药力很难到膝盖。

所以第二它是膝盖专用引药。

第三，牛膝可以引火下行。比如口舌生疮，上实下虚，上热下寒，可以用。有一次碰到一个咽喉痛的病人，一问，脚是凉的。余老师立马开半夏厚朴汤，再加川牛膝，由上往下一引，这咽喉梗阻疼痛的，手脚又凉的，症状全部改善过来。

所以当时我对牛膝记忆非常深刻：上面有虚火，火曰炎上，火性灼热疼痛，这种烧灼痛，要用牛膝，引火下行，下行它就能壮骨。

骨质疏松，西医说是因为缺钙，中医说是肾的封藏功能不行，所以当我们碰到老年人骨质疏松症，腰酸得很，这个脚还抽筋，用芍药甘草汤好了半个月又复发的情况，要知道芍药甘草汤里还得加上牛膝、骨碎补，一加进去，就治根了。

什么时候需要用到牛膝？老师跟你讲，牙齿稀疏，就是吃菜老容易塞牙缝，牙齿松动，骨碎补加牛膝，壮骨，骨头一壮，牙缝隙就会被填满。

如果最近剔牙非常频繁，那你要注意，可能是疲劳了，骨质有点疏松了，牙齿松动，六味地黄丸加牛膝、骨碎补，骨碎补用 30 ～ 50 克，效果超级好。

东莞一个牙齿松动的病人，担心整口牙都要拔掉。我让他吃六味地黄丸加骨碎补、牛膝，吃了一个月，一点也不松动了，早上起来牙齿也不出血，嚼东西也有劲了。

所以我想到这个方子可以延年耐老，为什么呢？人年寿长的一个特点就是牙齿固密。牛膝还可以活血化瘀，通利关节。记住，在血脉层面上它可以通达，在关节层面它也可以通达。所以关节不通，骨节疼痛，像著名的血府逐瘀汤，它会用到牛膝，原因是第一牛膝可以让瘀血下行，第二牛膝可以活化通关节，不只有治胸痛，它能治几十种病，可以好好去研究一下，像面上长斑，用牛膝活血化瘀；关节痛，用牛膝通利关节；胸中有跌打瘀血，用牛膝引血下行；无事常生烦恼，用牛膝引火下行。

一般牛膝分为川牛膝、怀牛膝。川牛膝在嘴里一嚼，都是渣渣，说明通利之性非常好，穿行无阻，所以通透力量强；怀牛膝在嘴里一嚼，是黏黏的，甘甘甜甜的，说明有补益之功。

一劳累腰就痛，要壮腰膝，肯定用怀牛膝，怀为补。突然间跌打痹痛，伤了，肯定用川牛膝，先把瘀血消了。

张锡纯曾经治一例闭经的妇女，头又胀痛，用牛膝一引下来，月经通了，头也不痛了，通则不痛。想不到通下面的月经可以治上面的头痛，中医叫"头痛医子宫""上病医下"，此为整体观。

还有一种虚火上炎的目赤咽喉痛，用引火汤。什么来引呢？牛膝。有些人咽喉老痛，你问他是不是咽喉老痛吃消炎药都没用？降火药也不管用？没用。这叫虚火，要用牛膝。

牛膝补益肝肾，通行血脉，引药下行。凡欲下行者，必以牛膝为引经药。桔梗载药上升，牛膝引药下行。

《神农本草经》记载，膝痛不可屈伸，牛膝30克，再加芍药、甘草，屈伸自如。四肢拘挛，动不了，用桂枝汤加牛膝，桂枝汤主四肢。有一位老中医说，南方人吃了桂枝汤容易上火，加牛膝就没事。所以你可以试试，假如手指关节不利、风湿等，用桂枝汤加牛膝，好神奇，吃进去暖洋洋的又不上火，好舒服，所以这就是调配药物之妙。

牛膝也可以主治寒湿痿痹，所以一些湿邪痹证，如果是湿热的就用四妙散，苍术、黄柏、薏仁、牛膝；寒湿的就用独活寄生汤。

伤热火烂也可以用牛膝，就是热毒炽盛以后烂疮、烂舌头、烂嘴唇、咽喉糜烂，可以用它。

《名医别录》记载，牛膝能够填骨髓，续筋脉，专主腰脊痛。腰脊部是最大的骨髓转摇中枢，它能够主妇人月水不通。牛膝干什么的？专门下月水的，四物汤让月水充足，牛膝让月水下行。

血结致病有好多，血结肝，肝血管瘤；血结于子宫，子宫肌瘤、卵巢囊肿。令结者散之，牛膝也，所以血结于子宫，用桂枝茯苓丸加牛膝，可以使它下行的力量倍增；血结于肝，用鳖甲煎丸加牛膝，可以让肝内的痞气散掉。

牛膝可以止发白，发白的人一般有两种。一种是年老，衰老了，谁都抵不住岁月的流逝。第二种，忧一忧白了头，思虑过度，悲忧的。

牛膝对两种白发都有好处，体虚的可以壮腰膝，腰肾气血足，毛发就光泽，所以牛膝壮腰膝令精足，精足则发荣。第二种牛膝能够引火下行，焦虑烦躁是不是火？是，它是虚火，你看烦字带火，燥字也带火，所以凡带火情绪波动的，怨恨恼怒烦都可以用牛膝。

要记住牛膝不是灭火的，它是引火的，灭火的药吃了容易寒胃，引火的药吃了火就不在胸口动情绪，而是可以一直达到腰脚。

所以牛膝止白发，让白发停止，也能够让焦虑停止。

郁闷有阴郁跟阳郁两种。阴郁就是默默的，一个人向隅而泣，有苦也不在大众面前诉，用逍遥散加升麻、桔梗，再加桂枝，宣发。阳郁是有一点问题就爆发出来，像火山一样，恨不得天下人都知道，好，逍遥散加牛膝，把它引下去。

《药性论》记载，牛膝补肾填精，逐恶血。像桃红四物汤加牛膝，是非常好的跌打损伤之药，几乎是跌打伤的通用方。如果你想要效果好一点，还可以加骨碎补、续断或者乳香、没药。

《本草纲目》记载，牛膝主五淋尿血。

有一位老师患有前列腺炎，不爱运动，比较懒，吃完煎炸烧烤，就坐着，火气憋堵在下面。我让他买车前草，每次 30 克，再加牛膝 30 克煮水，一周吃一次，两次就好多了，连续吃一个月，吃了四五次，他说这种尿频、尿急、尿痛的感觉全部消失。因为连续吃了容易胃寒，所以不能一直吃。

其实车前草、车前子都可以，配合牛膝可以治疗前列腺充血、尿道炎、尿淋赤痛。五苓散加牛膝，还可以排尿道结石。

牛膝又可以主茎中痛，就是阴器，阴道疼痛，筋骨折伤疼痛，牛膝可以治。

《景岳全书》记载，牛膝走十二经络，助一身元气。气血周流了，人就有力量，通膀胱涩密，就是说膀胱涩滞疼痛，能够利大肠干结。

大肠干结，大便不通，也可以用牛膝，像济川煎，当归、牛膝、肉苁蓉三味药就可以治疗老年人精血枯燥，大便秘结。肉苁蓉使精足，当归使血满，牛膝使气血往下流，像瀑布一样冲刷。精足了，血满了，然后水再往下一流，大便就通了。

所以老年人便秘，肠燥津枯的，嘴唇干燥，又干渴的，用肉苁蓉 30 克，当归 30 克，牛膝 10 克，吃了以后大便滑得很，润得很。

所以古籍记载牛膝能够利大肠干结，还可滋须发枯白。

《医学衷中参西录》记载，牛膝既是补益之品，又是引气血下行之品，乃是通补兼用的。所以它几乎无往不利，唯独对气堕气陷之人不适宜。

《名医别录》记载，牛膝除脑中痛，脑里头痛，跌打损伤了，瘀血在至高之处，牛膝就把它引到至下之所，因为浊阴在上则生䐜胀，上，有些人在胸，有些人在脑，脑胀、胸胀，川牛膝可以引下去。所以月经一来就头痛的，用逍遥散加牛膝，无往不利。

牛膝还能治疗口疮、齿痛，特别是反复不愈的，吃热药上火，吃寒药胃痛，那用半夏泻心汤加牛膝，口舌生疮症状就会平息。

口舌生疮、脑痛、咽喉痛都是血随火热上升，均因重用牛膝引气下行，浮越之火下行，故能痊愈。

因此张锡纯说："吾悟得此理，用于治疗脑充血之症，用牛膝配合龙骨、牡蛎收敛之品，莫不随手奏效，应药见功，治愈者不胜枚举。"

晕头转向，头脑胀的，可用龙骨、牡蛎加牛膝。

《本草纲目》记载，扁桃体发炎，古代叫乳蛾，喉痹，用牛膝和艾叶就可以。

《肘后方》记载，口舌生疮用牛膝酒含漱，就可以治愈。

还记载，腹中有物如石痛刺，昼夜啼哭，牛膝两斤，酒1斗，然后放在热炭火中加温，味道一出来就可以服用了，肚腹中的结聚就会散掉。所以牛膝酒你们要会制造，专门治疗下腹疼痛，比如慢性阑尾炎，牛膝、红藤、败酱草都可以用，非常好，别忘了还要加酒。

九江有一老人经常尿淋漓刺痛，百药乏效，后来翻书看到有牛膝治疗五淋，服之即愈。

《补缺肘后方》记载，阴茎痛得死去活来，牛膝用酒煮，有神功。

《仁斋直指方》记载，治小便淋痛或尿血，或沙石胀痛，川牛膝1两，水煎，温服。

有一妇女患尿赤痛十年，服之就好了，如果你想要奇效，加点乳香、没药，或者麝香，开窍有神功，麝香现在被保护了，用不了，那就用人工麝香，像六神丸，里面有人工麝香，加进去，可以开窍。

所以用牛膝煮汤，送服六神丸，或者牛膝配王不留行、路路通，或者琥珀，效果特好，就沙石刺痛，一小便就痛的，常常服一两次就好了。

张锡纯记载原发性闭经的案例。辽宁一女子，月经整年不来，闭住了，头又痛，用牛膝，吃了三剂后，头痛减轻了，但月经还是不来，然后张锡纯就想到，这是血上升到头上去了，牛膝把它引下来，但是还没通开来，于是用牛膝再加䗪虫5枚，连服数剂，月经通了。

还有张锡纯的朋友袁某，是一个中医迷，到春天的时候牙痛久不愈，痛得不得了，张锡纯一切他的脉，两边寸脉冲上来，气血并走于上，这个不是一般的炎症，是气血往上冲，让他用牛膝、代赭石各1两，煎汤服用，结果一服好了大半，方向对了，再加生地1两，再服两剂，痊愈。牙痛久不愈的，记住，用牛膝、代赭石跟生地三味药。

邹孟域老先生的经验。二十年前，在一病人家出诊，赶上他家里修房子，有一名建筑工非常魁梧，年过半百，也懂一点中医草药知识，非常健谈，跟先生讲其从前的故事。就是他以前做建筑的时候经常扭伤腰，曾经腰肌劳损，牵强不适，俯仰难伸，无论服药扎针，终乏其效。到中年加重以后，工作都很难了，生活起居受限，颇以为苦，然后找到牛膝，有半斤多，放入锅中煎熬，连喝四大碗，吃完就睡，然后半夜觉得腰椎有东西钻通，惶恐不知所措，只能咬牙死顶，听天由命，结果钻通以后，人就疲倦了，反而沉睡到大天亮，不但疼痛全消，而且腰间倍觉轻松舒适，从此以后不论刮风大雨，阴晴寒暑或者重力劳活，不再觉得腰痛。

看到没有？牛膝半斤，250克，也只有这种干体力活的人才扛得住，一般人扛不住的，所以中药有的时候真的是重剂起沉疴，就这个案例，一剂搞定。

我们再看牛膝的另一个神奇之处。有位老工人求来一个秘方，治疗梅毒的，就是采集新鲜的牛膝全草一大捆，洗干净后把水甩干，然后榨汁，每天饮一大碗，喝到痊愈为止。就是说新鲜牛膝榨出汁来，治梅毒奇验，后来居然得到根治。

接下来看《得配本草》记载牛膝的配伍。

牛膝配杜仲，可以补肝肾。

牛膝配肉苁蓉，可以润肠通便。

牛膝配车前草，可以利小便。

牛膝配续断，可以治筋骨有断裂感，就是老容易扭到手脚，吃点牛膝，下行固肾，再加续断，有助于筋的连续，所以有些人干活老是一不小心扭到手，虚了，补中益气，用牛膝、骨碎补、续断，马上脏腑固密，"骨、筋、肌肉"三位一体。

牛膝配当归、川芎，可以治疗金疮，配乳香、没药可以治疗破血疮痒。

牛膝引火下行，配合黄连、菖蒲，可以治疗口舌疼痛，也就是口腔溃疡。

牛膝配桔梗，可以治疗咽痛。

牛膝配四物汤，可以治疗跌打痛。

牛膝配四逆散，可以治疗胸肋痛。

牛膝配小茴香，可以治疗小肚子痛。

牛膝配金钱草，可以排尿道结石。

牛膝配虎杖，可以排胆结石。

牛膝配葛根，可以治疗颈椎病。

牛膝配桂枝汤，可以治疗四肢痹痛。

牛膝配苍术、黄柏、薏苡仁叫四妙丸，可以治疗湿热下注，如脚气、脚臭、脚疼痛。

牛膝加滑石、通草，专治疗尿路结石。

牛膝配地黄、代赭石治疗牙痛，阴虚火旺引起的牙痛用玉女煎，效果非常好。就是一劳累，人又瘦瘦的，舌尖红少苔的，牙痛得不得了，玉女煎开下去，一剂知二剂愈。

　　还有高血压，头胀眩晕，牛膝加龙骨、牡蛎、白芍、代赭石五味药，即镇肝息风汤，对治那种气血并走于上的，眼目红肿得像兔眼，脾气暴躁得像火山爆发，一剂下去就平息。

　　老师治疗最厉害的病人收缩压高达 190mmHg，脑胀得要裂开了，镇肝息风汤，重用牛膝 30 克，一剂药血压就下来了。

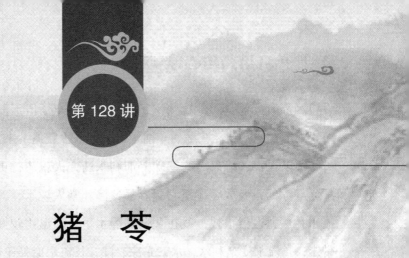

猪 苓

🌿 利水须用猪苓。

猪苓跟茯苓一样，是真菌类的寄生植物。苓，通水流下来的声音，泠泠泠泠，所以它可以利水。它的形状像猪粪块，色黑，所以写"猪粪苓"也能够在药店抓到，它很平淡，没有臭味，它名字臭，味道不臭，淡淡的，淡渗入腑通筋骨，所以它专门淡渗利膀胱，淡渗利湿，还可以分消水热。

猪苓最常见的功效是治水肿，常跟茯苓联用，在五苓散里它是健脾治水的，诸湿肿满皆属于脾。

《神农本草经》记载，猪苓可以解毒。它通过什么途径来解毒？排水，水冲下去毒就解了，利水可以解毒。

这肝胆上火了，用龙胆泻肝汤，方中也可以加一些利水的药，泽泻可以用，猪苓也可以用，它没有清肝火的功效，但是能利水。

在古籍中有一句话：古人治病以利小便为捷径。你只要善利小便，病就容易好，这个利是保持小便通利，小便一通利，水、热、痰、湿，统统往下去。

所以下火药常配一些利水的药，比如总用黄连、黄芩、黄柏清火，发现效果不好，加点猪苓火就下来了。

当时在任之堂跟诊余老师的时候碰到一个咽喉炎的病人，咽喉像在冒火，吞口水都痛，诶，怎么用扁桃三药下去稍微好转，但不根治，喉头都快水肿了，一旦加泽泻、猪苓、茯苓、车前子，一剂下去就退下来。

所以在普通清火药的基础上加利水药，火就清得更快。像铁一样，烧得红赤红赤的，要放在哪里它更容易凉降？常人说水，对了一半，严格说是长流水，热就退得很快，放在普通的静水里，降温比较慢，长流水一下就把热带走，长流水就是利水，水就是凉、降，长流水凉降还带通利。

所以今天你们学到一个大法，碰到常规热毒降不下来的，一定要用凉降通利法。像凉膈散，它有凉降的药，还有通利的芒硝、大黄，这是猪苓解毒的大法。

猪苓可以利水道辟不祥，人不祥的时候会出现什么情况？印堂发黑，中医认为凡是印堂发黑的，就快倒霉了，这团黑气一般是心脏力量不够，水气上攻，我们只要用桂枝加猪苓、茯苓，黑气马上下去。

所以你看有些人脸色黑，用苓桂术甘汤或者五苓散，水气一旦被你制服了，又恢复清亮的脸色了，像乌云密布的天，要么出太阳，要么下雨，它就会云开雾散，见到光亮的天空，而桂枝茯苓丸里就有桂枝、甘草"出太阳"，有茯苓、白术健脾利水，五苓散里也有桂枝"出太阳"，也有茯苓、猪苓、泽泻下雨利水，所以阴霾马上就没了。

所以经方里头，用五苓散跟苓桂术甘汤，治什么病？治抑郁，别认为它只治尿潴留，脚肿，它也可以治疗抑郁症。

抑郁就是水湿蒙蔽，肝气郁结，它就要通过"出太阳"跟利水，像天空一样，马上天人合一的想法出来，像你碰到一些抑郁的病人，逍遥散老是治不了，不妨用逍遥散加五苓散，两个方配在一起，上面的气解开来，小便又通利，人自觉神清气爽，黑气下去。

所以《神农本草经》讲，猪苓利水道辟不祥。

《药性论》记载，猪苓能够主肿胀腹满疼痛。就是水肿，诸湿肿满的，所以猪苓对于肝癌、肝硬化腹水效果特别好。

为什么？肝硬化腹水首先是有肝毒，第二是有腹水，既有毒又有水肿，你一定要想到猪苓。单有毒的你可以想其他解毒的，如七叶一枝花、紫草、栀子、茵陈都可以解毒，但是又要利水的，你要想到茯苓、猪苓。现在研究发现一个很重要的成果，用猪苓制成注射液抗癌，发现效果不错，最后研究猪苓的某些成分具有抗癌的作用，其他利水药一般没有。

所以不仅要必读昔贤之书，还要参考近人之说。

老师上次治了一例肝硬化腹水，吃了小柴胡汤加四物汤和五苓散，五苓散有猪苓、茯苓，病人一天排了一脸盆的尿，第二天腹水就退掉了，又可以工作了，管小孩了。

猪苓对于癌症有特殊的作用，因为它能解毒，辟恶毒。

《药类法象》记载，猪苓可以除湿。所以可以减肥，肥人多湿，肥人肥得流油的，一般用猪苓，非常淡渗除湿。

《本草纲目》记载，猪苓可以治白带异常，白浊。所以完带汤加猪苓，分消水湿的作用更强。

它还可以治疗脚气，脚气肿胀的，用四妙散加猪苓，简直就是猛虎添翼。

《本草新编》记载，猪苓最善行水，水在肠胃膀胱、肢体皮肤，皆以猪苓利之。就是皮络脉筋骨有水湿，皮肤有小水泡，你看有些女孩子运动锻炼少的，又爱吃水果，皮肤、手这些部位老冒小水泡，就是用猪苓的征象。

你用五苓散，本来发到皮肤的水就会通过小便利出去，吃两三剂就退掉了，这是皮水。肉水呢，就赘肉，会晃，脂肪瘤，用五苓散再配合保和丸，那些痰水交结的赘肉就会被荡涤掉。脉水，这个血管瘤，囊肿，就是血管跟组织形成水囊，我们就用活血加利水的药，用四物汤加五苓散，就是当归芍药散的思路，然后这些囊肿，如肝囊肿、卵巢囊肿就会分化掉。还有膝盖的水肿，骨头里怎么会水肿？原来骨头里椎间盘之间有个髓核，髓溢症，椎间盘突出，那么就要用一些六味地黄丸之类的药，加五苓散，可以将骨节之间的这些水肿滤掉。

《药品化义》记载，猪苓淡渗通水道，能够疗黄疸。黄疸就是黄水上犯，猪苓就让黄水往下走，常跟琥珀合用，治黄不治其湿，非其治也，治湿不利其小便，非其治也。所以猪苓配合琥珀效果就好，利小便如果不活血呢，效果也不理想，而琥珀能活血，猪苓能利水。

《得配本草》记载，人心中懊恼，晚上睡不着觉，常在栀子豉汤中加猪苓一味，理上焦开毛窍，利小便使邪气逾于下，则阴阳调。通过利水的药可以让人阴阳调和。

《子母秘录》记载，妇女怀子脚肿趾肿，肿到肚腹，小便排不出了，这时可以用猪苓打成粉服用，它非常平淡，利水又不伤正。

《金匮要略》中有个猪苓散治疗频繁呕吐，病在膈上甚至所谓的喉头水肿，喉癌，怎么办？茯苓、猪苓、白术等分打成粉末来服用，水从下面分消掉了，这咽喉梗阻就顺畅了，呕吐也止住了。

肾炎，朱良春朱老的经验。碰到一些膀胱炎、肾炎以及尿路结石尿频、尿急、尿血的病例，朱老认为用五苓散配猪苓汤，猪苓汤泻浊不留瘀，还可以滋阴润燥。

如果排出来的小便带脓血，要加车前子跟大黄，可以治疗尿血之重症，这是通因通用，大黄和车前子加到猪苓汤里，利浊，陈郁去而肠胃净，肠胃就干净了，癥瘕净而营卫昌，癥瘕这些败浊排干净以后，血气就会清澈。

所以说，诶，怎么排出这个脓血还用利药，因为这些脓血如同沟渠一样，很浑浊了，那就干脆一大桶水冲下去给排干净了，这样等再生的血气就是很清澈的，不然老在那里止啊，涩啊，不管用的。

还有一种生完孩子产后腹泻症，产后本来大虚的，又出现腹泻，这种腹泻是水谷不分引起的，用猪苓汤可以治疗。这是刘渡舟老先生的经验，但前提是腹泻下利而口渴，对于治疗中老是口渴，想要喝水的，效果就特好。

接下来看猪苓的配伍。

猪苓配合栀子、淡豆豉，可以治疗心烦不得眠。

猪苓配合茯苓、白术、泽泻，叫四苓散，可以分消水道。桂枝加进去叫五苓散，专门治疗水饮内停，拉肚子的，特别好。

猪苓汤配合平胃散叫胃苓汤，专治疗夏秋之间吃了凉冷食物以后，拉肚子不止，平胃散可以平整脾胃，五苓散可以分消水湿。

还有淋病、尿路结石、尿赤痛，用十味导赤汤，导赤散一般是四味，十味导赤散就有十味，因为里面加了滑石之类的药，配合猪苓。

还有湿热带下，带下黄浊的，用四妙散，配合猪苓、车前子、大黄，治疗带下黄浊的效果特别好。

苍 术

🦋 燥湿必用苍术。

苍术是最具代表性的化湿药，气味浓烈，它跟一般的化湿药有点不一样，老师喜欢用它，原因是它化湿的同时还能解表。它气味雄烈，雄烈就相当于卫气，藿香、苍术这些芳香雄烈的，吃完以后，人马上就霸气起来。而且它能解表，吃多了是会出汗的。

白术平和，白术为补，白术只是健脾燥湿而已，苍术燥湿的时候还带解表，两个都是治湿圣药。表湿的话苍术配藿香，就治头困重；里湿胃脘胀满不吃饭，那就苍术配厚朴。

你只要知道表里之湿就好办了，上湿呢？胸膈满闷，舌苔白腻，那苍术配薄荷、佩兰。那下湿呢？下湿就苍术配槟榔，堕诸药胜如铁石，滞厚重俨如奔马，所以里急后重要用槟榔，槟榔下十二经之气，所以它跟苍术联用可以治肚腹以下的湿。

那胸腹隔膜部位湿呢？一定要配草果，草果专门去隔膜之间的痰腻。

苍术治湿，上中下皆可用，表中里都能使，它雄烈能够表散，所以桂枝汤加苍术可以治疗风湿关节痛。

一个人往来寒热，但是舌苔又白腻的，怎么办？小柴胡汤加苍术。如果只是往来寒热舌苔不白腻，那就用小柴胡汤，白腻了加苍术，普通白腻3～5克，严重白腻，8～20克都好，所以老师很喜欢用柴平散，即小柴胡汤加平胃散。

大便黏腻，黏肛门，腻，那就要风干它。所以用苍术配合九味羌活汤，可以让大便风干成形，升阳除湿，或者直接用苍术配羌活都好，叫大便塑形，大便很容易就干爽了。

还有腰部湿气重，沉重，水湿下坠，用肾着汤，苍术、白术联用。白术是健脾，补腰肾，苍术去寒湿，白术偏于补，苍术偏于攻，攻湿邪。所以肥人多湿用苍术，瘦人多虚用白术。

《神农本草经》记载，苍术主风寒湿痹。关节僵硬，用独活寄生汤，别忘了加苍术。死肌，肌肉好像坏死了，打下去麻麻的，没感觉。有人说他五只手指怎么一只手指麻了，没感觉，用苍术，雄烈之气过去就有感觉了。

麻木属于气虚血瘀，手麻木了，气过不去，用四物汤、四君子汤，鼓足气，再加一味主死肌的药。《神农本草经》里总结十味药主死肌，苍术算其中一味名药，因为脾主肌肉，死肌就用苍术，苍术乃治脾之圣药也，损其脾者，饮食不为肌肤，脾胃受损，思虑过度，五劳七伤，肌肉就会坏死。

所以你看到一些长斑的用苍术，这个疤好不了的用苍术，溃疡面老收不了的用苍术，肌肉麻木的用苍术。为什么呢？因为它们都属于死肌范畴。

苍术又主抽筋，有些人脚抽筋，可以用淫羊藿、小伸筋草、芍药、甘草。如果是手抽筋，用苍术，脾主四肢，诸颈项强，皆属于湿，苍术配小伸筋草，手上抽筋就能好。

黄疸甚至黑疸，诸疸皆由于湿，苍术燥湿，治黄疸的根。苍术还可以消食，为什么呢？脾升则健，胃降则和，苍术配枳壳，一升一降，小剂量就为补。脾满了，大剂量就为通。

《本草崇原》记载，凡欲补脾用白术，凡欲运脾用苍术。要让脾能够健运，就用苍术，所以有些中老年人嘴巴嘴唇都往下坠，眼睑也往下坠，此乃脾不运也，可以用苍术。

运可以组词，组什么？运化、运输、运气、气运。有些人印堂发黑，像黄疸黑疸一样，脸色太难看了，用苍术。

怎么吃东西吃来吃去都是面黄肌瘦，黄属于什么色呢？脾土之色，黑属于什么色？水之色。土可以水来土掩，兵来将挡，人面色偏黄偏黑的，都可以用苍术。

以前有一个大哥过来找我看病，他说他没病，只是运气不好。当时，我想运气不好我给你开桂枝汤，红红火火桂枝汤，加苍术运脾，那运气就好了，这东西吃下去，心脏动力强了，脾胃消化好了，容光焕发，开心了，同气相求，他就会感召开心的事。

《药性赋》记载，苍术、白术补脾除湿。

《本草纲目》记载，湿痰留饮成囊，胃里有振水声，肝里有囊肿，卵巢里有囊肿，就是一包水泡，非苍术莫属，苍术配白芥子，白芥子能将痰膜给剥开来，苍术能将里面的湿给运化掉。

凡脾湿下流，像白带异常，肯定要用苍术，完带汤少不了苍术，就是让白带终结完结。

淋漓尿浊，尿浊因为清阳不升，可以用苍术配金樱子、芡实。

滑泻藏风，大便老不成形，苍术配羌活就能成形。

张仲景说过，辟一切恶气可以用苍术，就一个人老是口臭，面色晦暗，用苍术配艾叶，叫除恶气。所以医家药房要挂什么？艾叶，要烧什么？苍术，古代苍术一烧，周围那些虫菌就纷纷退避三舍了。

《药鉴》记载，胸腹狭窄用苍术。就是说它可以宽肠，大便细条可以用苍术，因为是肠变狭窄了，苍术可以使之宽阔。

昨天一福建的妇人说："曾医生，我现在很怕晒太阳，我一晒太阳皮肤就痒。"这是日光性皮炎，中医叫身面游风，身体跟面风游来游去，苍术可以主身面游风，卫气雄烈以后，将风"喷"出体外。

湿痰头痛，什么叫湿痰头痛？头困重，一下子就想睡觉，干着活儿想睡觉，开着车想睡觉，听着课想睡觉，头又好痛，用苍术，包你精神。补中益气汤加苍术，中气足，百病除，中气虚，万邪欺，再加苍术能够辟湿气头痛。

所以《药鉴》上记载，苍术治风湿头痛甚捷。

我们再看，苍术辟山峦瘴气。所以以前到南方来，这个腐墓会熏蒸一种怪气，人闻了会晕倒的，只要吃苍术粉没事，横行无阻，要不就吃藿香正气散，藿香正气散中就有苍术。

苍术还可以暖胃，止心腹胀痛，祛痰痞气块。有些人思则气结的，一定要用苍术，就是眉头紧锁思虑过度类型的，苍术治什么？治这个痰痞气块。

无论是乳腺增生还是卵巢囊肿、子宫肌瘤，总之你一看病人愁眉不展，别忘了苍术，因为它大部分是肌肉组织之间长的包块，脾能主肌肉。第二，苍术气味雄烈，能够辟恶邪气。第三，苍术能够运，运就是运气，运脾，运化，专门运化掉这些气结，因为它入脾，乃脾之圣药，就是说脾得苍术就不会思则气结。

故而《本草分经》给予苍术很高的赞誉，说它辟恶气，解六郁，五脏六腑的郁闷，风寒暑湿燥火郁在那里，就是各种郁，只要摸到有郁脉的，都可以用苍术。

所以在余老师那里只要摸到左关郁脉用什么？用香附，右关郁脉呢？用苍术。所以讲六郁，气血痰火湿食，六样东西郁在那里，气郁用香附；血郁用川芎；痰郁用半夏；湿郁用苍术；火郁用用栀子；食郁用神曲。

《本草备要》记载，苍术乃治痿要药，痿是什么？痿弱，所以邓老治重症肌无力常离不开黄芪、苍术，腰酸背痛腿抽筋，少气乏力懒言不爱动，用苍术。

所以有些人尿憋不住，那也是痿症，弱了，叫痿。

所以一个人老是口干舌燥，无论喝什么水都不解渴，这不是缺水，是缺水的运化，像漏斗一样都漏下去了，你看沙滩无论浇多少水给它，都是干的，一会儿就漏下去了，像个无底洞。

所以咽干口燥用什么？嚼一点苍术，或苍术粉泡水，一喝下去，水液上升则不渴矣。

古籍记载，燥脾之药运之，水液上升则不渴矣。秋冬天来了，田地里肯定干燥，干燥不好种植，但是呢，我们只要挖一口深井，把水打下来，洒在上面，就湿润了。所以这个打上来再洒下去就是苍术运化的过程，叫燥脾，令水液上升。

所以糖尿病常用到苍术，因为糖尿病到后期会眼花，视神经萎缩。

苍术重要的作用，记住三个字，散脾精。糖尿病这些糖是什么？脾之精华，甘甜属于什么？属于脾，而苍术干什么？散脾精，能让血糖分散，解散掉，不粘在一起。

所以你去研究降血糖药，苍术一定榜上有名，而且排在前面。有一病人血糖高到 15mmol/L。我让他先吃三剂汤药，因为他血糖波动不已，小柴胡汤治波动往来之症，加二陈汤跟平胃散、五苓散，五苓散把糖都化为水，排出体外，三剂药吃下去，去测了血糖 7mmol/L，信心就来了，连续吃了一个多月药，血糖稳定了。

可见苍术降血糖不是单纯地降血糖，而是恢复脾脏的功能，脾的功能好了，血糖自然不会升高。

《简便单方》记载，湿气生痛，用苍术水煎浓汁服用，有些人睡下去浑身痛，早上一起来，腰好痛，僵硬，都弯不了的，用苍术 10 克，再加腰三药。

古代有一种病叫飧泄，什么是飧泄？便溏，清气在下，则生飧泄，用椒术丸，花椒、苍术，打成粉末，用醋糊为丸，一吃大便就成形了。

《冷庐医话》记载，有些人有一个怪习惯，就是爱吃生米、煤炭渣等，形容枯槁，颜色憔悴，怎么办呢？用苍术米泔水泡一夜以后研成粉，放在饼上蒸为丸，然后服用，脾一运化，这些怪癖就没了。

所以人有一些怪癖恶癖要用苍术，有怪癖身体肯定有怪痰，怪痰的母亲是什么？是湿，治湿的领导是谁？是脾胃，脾胃的圣药是谁？是苍术。

有个叫许叔微的人非常热爱读书，他经常左侧趴在桌子上读书，结果饮食老是留在左边，然后三五年都觉得，胃里常有振水音，还泛酸水，用通利的药都没治好。

后来想到这可能是水囊，它是怕湿的，湿才会发出振水音，填土可以治湿，填土圣药苍术也，就用苍术、大枣两味药捣成丸，加点麻油，然后服用，结果服完三个月，多年的读书后遗症，水湿在胃里头哐当不下的全好了，胸膈快利。读书人还有一条什么？思伤脾，思虑过度，苍术把六郁解了，也把湿邪化了，还将水囊"踢"开了，都好了。

所以之后灯下读书，细字皆可识，吃饭胃也不堵滞，此皆苍术之效力也。刚开始服苍术会觉得有点燥，可以放一点栀子粉，就不燥了。

我们再看，有些人老是大便不成形，用附子理中丸加苍术，病情普通的用 20 ～ 30 克，严重的用 50 克。有人说怎么没效，那是因为你只用 10 克。常年严重的大便不成形，稀烂，苍术 50 克，80 克都好，不要怕，一般三五剂就改变过来。

譬如陕北有一妇女，年过半百，老是疲倦没力，输液以后还一直拉稀水，问中药能行吗？这个王幸福医生很厉害，他就说可以，用附子理中汤，很多输液后遗症用附子理中汤可以救过来，因为输液是寒湿为患，它可以很快帮你消炎，但是湿气比较重，于是重用苍术 90 克，非常猛烈，少量频服，一剂就好转，三剂痊愈。

苍术跟麻黄配合可以治疗风湿。这个经验苍术双倍于麻黄可以发小汗，三倍于麻黄就利尿了，四倍于麻黄，既不发汗也不利尿，湿气自动化掉。

所以说，苍术得麻黄其功更神，苍术双倍于麻黄，可以治风湿关节痛；如果尿道不通畅，前列腺炎，苍术三倍于麻黄；如果一个人只是脾满，不爱吃饭，苍术就四倍于麻黄，那么湿气一除胃口就开了。

看《得配本草》记载苍术的配伍。

苍术配陈皮，可以治疗中脘不开。

苍术配独活，可以治疗便溏。

苍术配神曲，可以治疗面黄肌瘦。

苍术配栀子，服用不燥热。

苍术配川椒、花椒，可以治疗痢疾日久，如果严重日久的多寒还可以加肉桂。

苍术配黄柏，可以治疗痿痹，就是二妙丸，肌肉萎缩又痹痛的，加牛膝，对下肢的痿痹效果更好。

苍术蒸饼为丸，可以治疗一个人好食生米，就是异食癖。

苍术配补中益气汤，可以治疗雀盲，白内障。一到晚上就看不见路，苍术加补中益气就可以使夜里目暗生光辉。

苍术燃烟可以辟尸气，像以前老人过世了，没有冰柜，天气又热，腐尸之气传出来有些人会生病的，怎么办？燃苍术就没事了。

苍术配厚朴、陈皮、甘草叫平胃散，就是胃脘脾满不开胃的，胃肠动力差的用它。它也可以治疗大便细条，腹中狭窄用苍术。

苍术配合羌活、防风、细辛，可以治疗遍身肢体酸痛。

苍术配合薏苡仁、牛膝、黄柏，可以治疗痿弱脚软。

第130讲

枸杞子

🦋 **枸杞子明目以生精。**

枸杞子，又叫明目子，还叫红果，一个果实里面包着好多种子，而且甜甜的，吃了眼睛能够目暗生光辉，用枸杞子泡茶，提神视力佳。

喝了枸杞子茶，这个精神就提起来，视力也很好。假如你要做射击的箭手，那平时就泡枸杞茶，还有开车，疲劳开车，眼疲劳以后东西看不清，枸杞子可以明目。

枸杞是名贵中药，从头到脚都可以用，枸杞叶叫添精草，可以当蔬菜来吃，或者泡茶，老是虚烦虚热的，吃了就好。枸杞的根叫地骨皮，可以退肾热，像有些中老年人肾虚型牙痛，阴虚火旺，用地骨皮30～50克煮水一吃就好了。少年的牙痛一般是火气旺，用大黄、甘草，吃了就会好，就是"阳明火旺大黄甘草，少阴虚火地骨皮骨碎补"，记住这个口诀。

枸杞子，古籍记载它能坚筋骨，耐寒暑，让人骨髓坚固，寒暑不惧轻身不老，服用后觉得腿脚走路变轻了，提得高了。昨天那阿姨说，她动了好几次手术，以前经常爬山现在爬不了，吃了五剂药，就想去爬山，一爬就上去了。我说对了，腰三药、四君子汤、四物汤都可以壮腰力，还可以加枸杞子。

枸杞子有抗衰老的美名，所以中药世界里的冻龄秘诀就是枸杞子，也叫

191

冻龄子。

枸杞子甘温却不燥热，是阴阳并调之药，枸杞子里面很多汁，所以晒干还是软软的，像大枣一样，这个汁能够滋阴，红红的能够壮阳，它阴阳并补，故而张景岳的左归丸、右归丸都离不开枸杞子，因为它温肝养肾的作用非常强大。

《神农本草经》记载，枸杞子主五内邪气，热中消渴。什么叫五内邪气？五劳七伤，五内俱焚，比如为了解决一个问题，又解决不了，五内俱焚，泡枸杞子茶。还有更年期的时候，天癸绝地道不通，咽干口燥睡不着，叫消渴，用什么？枸杞子茶，所以枸杞子也被认为是除消渴的妙药。

枸杞又能主周痹，什么是周？整个通身上下，周遍全身，周痹就是说非常广泛的，比如说筋骨痛，肩背颈腰手指踝膝任何一个部位出现疼痛，都可以用枸杞子加鸡血藤，再加黄芪，三味药，黄芪补够气，枸杞子补够精，精气足百病除，精气虚万邪欺，鸡血藤让血如轮一样流动，鸡血藤横切面像车轮一样，可以轮转气血。黄芪、枸杞子让气血充足，精神饱满，鸡血藤让周身之气通而不滞，气通血活，而不留瘀，何患疾病不愈。这个对于中老年人来说，最安全，最有口碑，而且价格又不会太高，老百姓喝得起的，吃了颈肩腰腿疼都会减轻的，你用心一点，再加点姜枣去调和。

这个汤药不论肩痛、腰痛、背痛、膝盖痛，都可以喝，几乎不用分寒热虚实，因为枸杞子阴阳并补，鸡血藤寒热皆可，黄芪补虚，它们合用几乎无往不利，这是设计得非常平和的三药对。

看枸杞在《本草纲目》的记载，李时珍认为，春天要采它的叶子，叫添精草；夏天采它的花，叫长生花；秋天采它的子，叫枸杞子；冬天挖它的根，叫地骨皮，四季采的药不一样，因为每个季节药的精华集中在不同部位。

《名医别录》记载，枸杞子能够补内伤，治劳损。喘粗气，虚不归田，有些人呼吸老是呼吸不下去，气不能到脐，老是浅呼吸，可以用枸杞子，因为枸杞子是种子，诸子皆降，枸杞子可直接降到腰肾。

所以枸杞子配合菟丝子、杜仲，吃了呼吸就舒服多了，所以你看有些人经常焦虑，张口抬肩，气都吸不下去，如哮喘之类，你可以放点枸杞子下去，枸杞子可以坚筋骨耐寒暑，这些功效古籍里都有记载。

如果天气一冷就抽筋，枸杞子加肉桂、淫羊藿，就好了。

耐寒暑，天热的时候烦得要死，天冷的时候又冻得要命，试着用补阴血的四物汤加补阳气的四君子汤或者理中汤，再加点枸杞子，一服用就耐寒暑，特怕冷特怕热的就用这个合方。

怕冷一般是阳虚，阳虚则外寒，用四君子汤、理中汤；怕热一般是阴虚，阴虚则内热，阴虚用四物汤养阴；阴阳两虚，怕冷怕热，不能耐寒暑，那就四物汤加四君子汤，即八珍汤，再加枸杞子耐寒暑。

寒暑还有一种说法叫寒暑交替，这个寒来暑往都讲的是一个岁月，它耐寒暑就耐岁月，所以枸杞子乃是冻龄子。常吃枸杞子，岁月在脸上很少痕迹。

《药性论》记载，枸杞子能补益精诸不足，就是各种不足，为什么神不足气不足都可以用它？因为精能生气，气能养神，只要精补够了，气跟神都来了。就是说只要刘屋桥的精水足了，鱼龙自动有，你不用丢下去养，没多久就鱼虾成群，所以只要精足就神旺，声音自动亮，叫气足。

枸杞子可以益颜色，可以目暗生光辉，因为它是红的，红能克制黑，还有萎黄，所以有些人运气不佳的时候服枸杞子，它可以冲喜的，益颜色嘛。

看到一个人愁眉不展，泡枸杞子茶，喝了精气神足了，他就耐抗压，枸杞子能让人变得颜面有光，变得白净，令人长寿，所以又叫长寿果。

《药性解》记载，枸杞子能够壮心气，也叫红果，故而有一个五红汤：红果、红衣花生、红枣、红豆、红糖。

在肿瘤科，可以煮这个汤，让肿瘤病人吃了以后体力变足，讲话声音就亮了，家属来看就很开心，其实就是煮一锅五红汤，体力虚，心气不足的时候就喝它，红入心，壮心气，它补肾又补心。

枸杞子可以益智，智之光生于肾之精髓，所以肾精髓满了，慧光就会显现。

枸杞子又可以主皮肤骨节风，一个人的骨节精气不充盈，邪气就会充盈它，像中老年人身体劳累了过后，去蹚一下水，洗一下手，关节就僵硬了，就痛了，因为精气不充盈了，风寒湿邪气就进去占领，邪之所凑，其气必虚，正气存内，邪不可干。

如果让骨节充满精气，那么风寒湿痹就待不下去，叫门内有君子，小人就待不下去，体内精气周流充斥，像桂枝汤加枸杞子，风湿痹痛就逃之夭夭，闻风丧胆。

所以可以服用桂枝汤加枸杞子，老年人吃了会上瘾的，之前气提不动的，吃了后气蹭地就上去了，之前筋骨关节会痛的，现在不痛了，比活络油还管用，为什么呢？因为《药性解》讲皮肤骨节风就用枸杞子。

枸杞子还可以散疮肿热毒，这些疮痈肿毒到后期无不是虚所致。

《药鉴》记载，枸杞子加麦冬、生地、青葙子治疗肾虚目疾如神。枸杞子配杜仲、芡实、牛膝可以治疗房劳腰疼。

《本草蒙筌》记载，枸杞子滋阴而不会伤阳，壮阳又不会伤阴。枸杞子泡茶饮可以治疗视物疲劳，面热，比如有些人老是面赤发热，不要紧，用枸杞泡茶，最好用它的叶子泡茶喝，面中的热就会散掉。

《延年方》记载，枸杞子长肌肉，悦颜色，肥健人。老师教你们一招，绝对肥人的，瘦人绝对肥。这一招是老农教的，在五经富，有几位名人都善于用这一招，比如说百桃老医生，他活到90多岁，肥健人，不一定长得很水肥才叫肥健人，看起来气场比较强大，走路比较有力，这叫肥健人。

枸杞子加花生两味药，绝对能肥健人，就是晚上7粒花生米，加上3个枸杞子就够了，嚼一嚼，然后用点温开水送服，三顿饭中，只要有一顿饭有这个，坚持一个月，一般都会重一两斤的，这是小方法。

《太平圣惠方》记载，如果迎风流泪，这是肝虚，肝虚了眼睛就管不住了，枸杞子泡酒，泡三七日，三七日多少天啊？二十一天，每日饮之。喝枸杞子酒要达到效果绝对不能喝醉，喝醉了就没效果，眼更花了，过犹不及。

《医学衷中参西录》记载，金髓煎，就选红的熟透的枸杞子，用酒泡了，封住，不要漏气，两个月以后，就可以取出来，服用百日以后身轻如燕，气贯长虹。

所以这是练武之人必须要知道的，练武的不懂跌打药酒方跟这个强身健体的疏通筋骨方，会很吃亏的，因为练伤以后没法继续深造，所以金髓煎是补益骨髓的金子。

张锡纯记载，男子到了50岁左右也会精力衰退，晚上要读大量的书，读完后咽干口燥，就要起来不断喝凉水，一壶凉水喝完了心中还是发热，饮凉水不能够解热。后来一想，找点药来吧，枸杞子，嚼服1两，哎，凉水不怎么喝了，心中格外清净，精神格外充足，用了两个"格外"，这很特别。

后来证明枸杞子可以治疗消渴，也就是糖尿病，咽干口燥，就读书太用功了，五脏俱焚，读到阴虚火旺睡不着，可以用枸杞子。

再看孟景春的医案。有个50岁的妇女，口苦十年，多方治疗，鲜有疗效，后来找到孟景春，问她："有没有不口苦的时候？"她说："有，就是那段时间发烧去输液，输液以后就有三天不口苦，然后接着又口苦了。"输液就补充体液，体液足了就不苦了，体液不足了，就又苦了。

想到肯定是津水少了才木燥起火，变得口苦，就用枸杞子30克，白芍15克，龙胆草只用3克而已，结果治疗半个月，十年口苦痊愈，再未发作过。这个就是非常好的案例。

所以万物炒到黄的时候香，炒到焦的时候苦，缺水则苦。火旺火炽缺水则苦，用降水之法、滋阴之法疗其本，所以老师用柴胆牡蛎汤，是从余国俊先生那里学来的，柴胡、龙胆草、牡蛎三味药，治口苦没有拿不下的，牡蛎育阴滋阴，柴胡解郁，龙胆草泻火，设计非常周到，如果加葛根生津效果更好，再加枸杞子下去，没有拿不下的口苦。

朱良春记载，有些慢性肝炎的人牙齿经常出血，可以每日用30克的枸杞子煎茶服用，用不了几天，牙齿出血就能控制了，这是补肝又能强肝的，肝不虚，血是不会刻意充溢的。

还有萎缩性胃炎是比较难治的，它溃疡了，萎缩了，不要紧，每日10克枸杞子嚼服或者研末吞服，对胃部萎缩有很好的效果。

还有脂肪肝、高血脂、皮肤枯燥病，用枸杞子可以滋荣。张海丰先生认为慢性肝炎、脂肪肝、迁延性肝炎，转氨酶长期居高不下，又会咽干口燥，一定要用一贯煎，一贯煎里一定要重用枸杞子60克，或者单独嚼服枸杞子，痊愈率在九成以上。所以你一看到，转氨酶超高，口又干苦的，用一贯煎，枸杞子重用60克，迅速收工。

《得配本草》记载，枸杞子配麦冬，治什么？干咳。所以有些当老师的，慢性咽炎，职业病，非常好用，特别是又熬夜，批改作业，早上起来咽干口燥，玄麦甘桔加枸杞子。枸杞子配五味子，可以生新液，生新血。病危脉绝了，生脉饮加枸杞子煮水，比只用人参要好。

因为枸杞子补精，人参补气，麦冬补液，精、气、液都补到了，五味子就收敛，所以生脉饮不足之处就是没有补精的药，它有补气、液的，没有补精的，所以加枸杞子补精。

枸杞子配花椒，可以治疗肾部的疼痛，花椒可以散寒湿，腰肾在下面，属于寒湿所在之处。

枸杞子配白术、茯苓，可以治疗拉肚子。

枸杞子配熟地、山萸肉，可以治疗耳鸣耳聋。

枸杞子加金匮肾气丸，可以治疗夜尿频多，消渴。

枸杞子配龙眼肉叫杞圆膏，枸杞子跟桂圆，专门治疗失眠，面色萎黄，血虚贫血。所以一看这个孩子脸色煞白没有血色，很简单，龙眼肉、枸杞子放饭上面蒸熟，叫他嚼吃了，一天一次就好，吃到饱都行。觉得太腻了，就放几片陈皮，连带陈皮嚼下去，十天，脸色就红起来，三十天血虚就改善了。

　　还有眼睛干涩，滴眼药水都没有用，用杞菊地黄丸很有效，你看那个禾苗很干燥了，在叶子上喷水没有用，你要在根上浇水，枸杞跟菊花，再加地黄丸，滋肝肾。

　　有些人老是干咳，咳了就干燥，就用知母、贝母、枸杞子、麦冬，可以治疗阴虚咳嗽。

鹿角胶

鹿角胶补虚而大益。

鹿角胶补气血津液的亏虚，大益于五劳七伤的人，不是衰老年迈老化的病人一般不用，它是抗老化的血肉有情之品，所以一般不会用这味药。它补虚的功能究竟有多强大呢？它为什么敢睥睨瞧不起其他补虚药，你看古代的诗谚怎么讲？

"纵欲不竭沧海竭"，纵欲不知道节制，沧海在哪里？在肾，北海，都让你给倒干了，沧海都枯竭了。

"九转灵丹亦无能"，你吃尽了人间的各种药，居然都没有办法。

"惟有斑龙顶上珠"，什么叫斑龙？鹿。鹿为什么叫斑龙？身上有白色斑点，头有棱角，像龙角一样，跑得像闪电一样快。所以这么快的速度那些气血最后飙到哪里去了？飙到头上去了，至清至纯的气血飙到头上去，再透过角呢破出来，如果不是那些角呢，它跑这么剧烈的话脑要溢血，但不要紧，鹿会长角，它通过角来生发，疏泄下盘剧烈运动带来的气血上涌。顶上珠就是说这个鹿角至贵至重，如同皇冠顶钻珠这么宝贝。

"能补沧海底下缺"，就是肾下面"漏底"了，有亏缺，它可以补。

余老师曾经碰到一例房事过度，导致头痛欲裂的病人，百药乏效，人很郁闷，所以给他开逍遥散，其他医生也开过，然而并没有用，余老师因为在逍遥散内还特别加了点鹿角胶，所以就好了，以角通头。

所以两边耳角痛得不得了，常年又是五劳七伤的，用逍遥散加鹿角胶，这是最厉害的一招。

风寒头痛，湿气头痛，可以用川芎茶调散，但是最难治的就是劳郁头痛，什么叫劳郁头痛？你问病人头痛什么时候发作最厉害？就两方面，一方面被孩子气的吹胡子瞪眼就发作了，这叫郁，郁就用逍遥散，逍遥散乃郁证良方。另一方面，熬夜、拼搏过度、劳累，反正只要超负荷做事情头就痛得受不了，就精力不济，这就是五劳，就用鹿角胶，专门补虚疗损的，逍遥散和鹿角胶搭配在一起就是劳郁神方。

你们记住，老师不是在讲一个头痛，我为什么不讲头痛神方？而是虚损劳郁后的神方，就两方面，一个人不能戒嗔怒，又没办法惜精神的，逍遥散可以解决嗔怒的问题，鹿角胶可以解决精亏神萎的问题。

鹿角胶补虚而大益，它不是小益，而是大益。这个巅顶之上长角，生发耐力非常强，而且它是头盖骨上面破出来的，意思就是说它能让骨头再生。

所谓"起死人而肉白骨"，老师真的碰到过一例，仅此一例而已。病人手臂上烂疮都见到里面的白骨肉了，我给他开十全大补汤，想来想去又不死心，加点鹿角胶进去，硬是吃了三十剂药才把那些肉长出来。烂疮到后来变阴疽了，阳疮最后变成阴疽烂肉，这时只有鹿角胶能够生长。

还有你看顶角里头破出来，多么固密，它能够增强骨密度，你看鹿打架的时候，相互用角去格斗，而这个角是能够强筋健骨的。

有些人动完手术后恢复不力，创口老是不愈合，不愈合叫死气沉沉，一愈合叫生机勃发。你看这树木，生命力强的，你砍它几刀，它很快愈合，强！而鹿角在中药世界里愈合能力相当强，你看这个鹿的角被砍了，没多久它又长起来，鹿茸片锯掉了它还会再长。

所以手术或者创伤后遗症，包括骨伤，常年累月都不好，可以用鹿角胶，而且它是纯阳之物，一些伤口流清水的，用它，很快就阳气上升，流清水就止住了。

它能够通督，达到督脉去，鹿角胶是督背上来的阳气。强直性脊柱炎，操劳过度，腰都板结了，转摇不得，走太极两仪步，可以服用鹿角胶，加上葛根汤，这是秘诀，可以治疗颈肩板硬僵直症，我一般不讲这个方子的，因为用鹿的角治一般的腰疾，大材小用，但是碰到这个人的板结没法治理，生活不下去了，可以用。

《神农本草经》记载，鹿角胶补中益气，所以可治疗大气下陷，升陷汤加鹿角胶就不一样了。

鹿角胶又主腰疼羸弱，人老老在腰，若人向老，下元先衰，鹿角胶通督脉，有助于下元生发，使气血汇聚于顶的血肉有情之品，可治疗最顽固的寒湿腰痛，鹿乃纯阳之物，跑在高巅速度最快。所以它可以快气血。我们讲植物有一个可以快气血的是什么？让气血很痛快，一味逍遥散——香附，可以快气血，让气血快利的。但是鹿角胶补壮人体后，气血更快，它是一种非常融合的快，所以气血流通，一气周流以后，腰痛羸弱都会好。

鹿角胶还可以治疗伤中劳竭，就一个人阴阳两虚，五脏俱损，五劳七伤，伤中，伤感，劳竭就是说劳损，无论是劳心、劳身、房劳，导致上气不接下气，就可以用小建中汤。像思虑过度，有些人讲话不清楚，身体病了还啰啰唆唆，不果断，犹作茧自缚，土虚力弱，小建中汤加鹿角胶，那不得了，通治一切阴阳两虚，五脏俱损，调之以甘药，只有甘药能够搞定，而鹿角胶就是甘甜的，甘带点咸。

还有妇人血闭无子，宫冷，用紫石英最好，配鹿角胶，生发之力更强。那些疮痈痛疽的病人服用进去都可以凭借这种破土而出之象，破骨而出，将痛疽赘肉顶出体外，能够让子宫推陈出新。

鹿角胶配上一些温经汤之类的药，像月经中的瘀血块会排出来，通通在身体留不住。

鹿角胶还可以止痛安胎，怎么能止痛？因为它通督脉，督脉乃一身阳脉之总司，统管一身，它又补阳气，一个人阳气很足的时候，你会发现，手即使被草割伤了，也不觉得有多痛。阳气虚的时候呢，碰一下，好痛啊，所以鹿角胶能让阴阳气足。

《名医别录》记载，崩中不止，用鹿角胶，胶类药可以黏附，崩漏往下漏的，它可以升提，所以鹿角胶是很罕见的阴阳调和之品，它本身是胶熬的，所以能够育阴，它又有角，也可以升阳，对于这些阴漏的，它可以治。

所以有些严重崩漏不止的人，你问她多久了？她说已经好多年了，用四物汤加鹿角胶，或者阿胶都好，胶艾四物汤，阿胶、鹿角胶可联用，那不得了，几乎体虚劳竭的一用就好了。归脾汤也可以加鹿角胶，治疗崩漏。

四肢酸疼，劳累则加重，桂枝汤加鹿角胶，桂枝主四肢，还可以加四君子汤。

多汗，腠理不固，玉屏风散加鹿角胶。

淋露，什么叫淋露？清晨出去雾露之邪伤到身体，鹿角胶是顶上的，顶是什么意思？牛跟鹿或者羊在打架，就是用角，把对手顶出去，它能顶邪气外出，这个在古籍上没有讲过的，是老师悟的，顶邪气外出，风寒湿之邪郁于体内，受顶迫而出。

鹿角胶能够补壮熬夜虚损，像六味地黄丸加鹿角胶，直接补充"北海"以后就灌倒颅脑里面去，专门治疗老年人健忘、痴呆、帕金森、小儿脑瘫。

有人说小儿脑瘫，用六味地黄丸，不管用啊，严重脑瘫，都已经七八岁了，还不识人，十岁了，话还讲不全，五迟，六味地黄丸要加鹿角胶，这是最后一招了，就是终极武器。

跌打折伤，鹿角胶可以续伤截，续断、骨碎补都很厉害，但是鹿角胶它是最厉害的，骨断能续。

《药性论》记载，男子肾封藏不固，可以用鹿角胶。比如漏精，上厕所精都不自觉地从尿道里流出来了，白的，可以用它。

女子可以安胎去冷，习惯性流产可以用，你看有些人就服用鹿角胶、鹿胎丸之类的药，令胎元紧紧地固在督脉上面。

《本草纲目》记载，鹿角胶治劳嗽，就是一疲劳，稍微动快一点就猛咳的。像林黛玉这种体质，悲忧劳肺，总之，稍微疲劳一下就咳嗽，这时止嗽散治标，还要用一些血肉有情之品将亏虚补足。

尿精，就是白带异常或者蛋白尿，鹿角胶就可以将其固住。金樱子、芡实、乌药、益智，加山药，再加点鹿角胶，一用下去，遗尿、漏尿、漏精、漏丹，通通好。

黄元御认为鹿角胶治阳痿滑精，又可以疗跌打损伤，因为它能够滋补阴血，温壮肝肾，滋补阴血，劳伤、损伤不外乎损伤精血跟阳气，阳生阴长，鹿角胶是至阳之物，阳生阴长，它是血肉有情之品，精能生气，气能旺神。

《本草经疏》记载，凡劳累之人，中气竭伤，四肢多痛，冒虚汗，所以有些病人长期冒虚汗，古籍记载鹿角胶主长期五劳虚伤，出血或者冒虚汗，或者牙出血，服用后血自止，汗自敛。看到没有，就是说这是终极的，走投无路了，可以用这一招。

《本草汇言》记载，鹿角胶壮元阳，元阳可以生化一切，病入膏肓的，就是那团元阳没有了，元阳一恢复，人又慢慢地满壮起来，所以能够化一切不可能为可能，起死人而肉白骨，就那团元阳补气血。贫血病人，在十全大补汤里加一点鹿角胶，脸煞白的，三剂下去就红过来了，就这么快。所以有些献血的人，捐出去以后身体亏虚，十全大补汤再加一点点阿胶、鹿角胶，血迅速就补回来了。

生精髓，像骨髓方面的问题，造血不行的，鹿角胶就生精髓。

能暖筋骨，有些人的手曾经受过伤，秋冬天老觉得一只手冷，另一只手没事，吃别的药老是通不了，鹿角胶可以通。

古人专门用此补损培虚，续竭强弱，让弱者变强，壮怯，让怯懦的人有底气、有把握，暖寒，就是让寒凉的人温暖起来。

《本经逢原》记载，鹿角胶多种功效总不离它通督脉补命门，鹿角胶力量缓一点，鹿茸的力量最骏猛，为什么鹿茸的力量最骏猛？血茸长出来，毛茸茸带血的，它代表什么？旭日东升，少年，朝阳，最有生机，硬化成角以后呢，生机力量就减弱了，就老了。

《千金方》记载，虚劳尿精，比如说有些病人有尿蛋白怎么办？鹿角胶打成粉末，用酒温服，吃几次就好了。

《太平圣惠方》记载，吐血不止，鹿角胶跟生地就可以止。

《医略六书》记载，鹿角胶丸由鹿角胶、熟地、血余炭组成，专门治疗尿血，小便带血。

张锡纯有个经验，活络效灵丹加鹿角胶专治虚劳腿疼。半百的高某，平素体弱，劳动过度经常腿疼得不得了。有一天，到邻村访友，喝完酒后很开心，正逢冬天，清晨回家时受凉了，走到半路突然觉得腿酸麻走不动了，像被定住了一样，就在原地坐下来歇息，过了很久才缓和过来，才慢慢地走回家去。

从此后腿疼动不了，干不了事，找了很多医家，都没办法，后来请张锡纯去。张锡纯就问他怎么回事，他如实讲了，张锡纯说这个就是《名医别录》讲的淋露，受雾露之邪侵扰，用活络效灵丹，它是通经活络的，就是将军，方中有乳香、没药、当归、丹参，都是通气血的将军，还有粮草，鹿角胶就是最上品的粮草，就像压缩饼干，具有高能量，吃了后你的战斗力很强的。加鹿角胶4钱兑服，很神奇，吃完以后，觉得手指脚趾都冒出凉气来，随后就好了。左脚先好，继续服药，右脚也好了。

有一个病人，少腹周围有包块，老是硬硬的，凉凉的，他想到阳和汤可以消阴疽，可觉得费事，就没用整个方，而直接用鹿角胶3钱，只一味药，它就能阳春布德泽，每次3钱，吃了一个月，肚子也不凉了，包块也没了，服鹿角胶阳化气，那些包块都没了。后来他想到阳和汤那么厉害，就厉害在有鹿角胶，阳春布德泽，就是说使那些硬结瓦解冰消，春阳融雪，所以鹿角胶就是春阳。

鹿角胶还可治疗夜梦争斗，晚上做梦跟人打架，恐怖之壮难以形容，《傅青主男科》记载，此乃血虚，肝魂失养，非峻补肝血不能建功，寻常草木壮不了，鹿角胶是精骨所化，所以用酒化掉鹿角胶，空腹服用，一两次后晚上就不会梦到被别人打，或者跟别人打。因为肝气足了，血旺了，梦到的都是好梦，飞步太虚、腾云驾雾这种。

阳和汤出自《外科证治全生集》，常人认为它治阴疽，但是很少人知道它可以治疗老年哮喘，哮喘到后期阳气上不来的情况。

所以秦伯未先生在《谦斋医学讲稿》讲到，用阳和汤治愈顽固性的痰饮哮喘，效果别开生面，特好。

有个病人哮喘多年，夜间发作，百药乏效，老是清稀样痰饮，用小青龙汤效果平平，后来反其道而行之，干脆用阳和汤，不是普通的治疗痰喘的方子，两剂药后症状就平了，后来用金匮肾气丸善后，两年都没发作。

虚劳病，专门有斑龙丸治疗虚劳，里面就有鹿角霜、菟丝子、熟地、柏子仁。

鹤膝风，腿脚骨肿肿的，阴成形，用什么？阳和汤。所以下半身的包块，久治不愈，阴成形的，都能用阳和汤。

还有左右归丸，归哪里呢？归到肾里，命名火衰，下半身艾灸都不暖的，用左右归丸，还有以前口碑非常好的龟鹿二仙胶，龟板补至阴，鹿之角补至阳，至阴至阳圆融叫二仙胶，这是专门治疗真元亏虚，精血不足的一切病。

如果目暗昏花，鹿角胶可以配枸杞子。

如果鼻不知道香味，鹿角胶可以配金银花。

如果颈椎僵硬，转不了，鹿角胶可以配葛根。

如果年老体衰后耳朵听不见，鹿角胶配菖蒲，开九窍。

如果胸中大气下陷，提不上来，鹿角胶配黄芪。

如果沧海底下缺，即肾虚，鹿角胶要配龟板。

如果膝盖骨废了，就是退行性病变，鹿角胶配养筋汤，那是非常厉害的。所以有些人用养筋汤效果不够理想的时候，加一点点血肉有情之品，一剂而筋少舒，三剂四剂而筋大舒，十剂八剂酸麻痹痛之症俱除，这个药一下去就把膝盖骨那些精血给养起来，这是抗退化的。

　　还有宫冷不孕，或者精寒无子的，单鹿角胶一味药就够了，用酒化服了，这个真阳一动以后，什么东西都有了，所以大地回春以后，植物都会绿油油，叫一经春风枝枝新，春风就是暖洋洋的，阳生阴长，阳春布德泽，万物生光辉。

　　所以鹿角胶加四物汤用来美容，可以让女子容颜亮泽。

天　麻

 天麻治诸风之掉眩。

天麻又叫赤剑，韩愈有一句用人的口诀，叫"赤剑青芝，牛溲马勃，牵收并蓄待用无遗，医之良者也"。其中赤剑就是天麻，为什么把它叫作赤剑？因为天麻开花前在地下生长，一到发芽的时候便似一剑冲上云霄，而且它可以降服鬼怪邪气。

《神农本草经》讲，天麻主杀鬼精物。前两天碰到一病人，他说他晚上梦到有鬼，不敢睡觉，头又晕。就可以吃天麻，天麻能够平肝风，又能够主鬼精怪物。你看那些鬼怪之像都是风动，虚风在动，平静的时候，竹没有任何声音，一旦风来的时候，竹影舞娑婆，根又不固的时候呢，好像地上鬼影重重，其实是心气不定，天麻叫定风草，又能补虚，所以补虚定风，乱象自平。故天麻有一句话叫"有风不动，无风自摇"。风一来它不动了，风一走它反而来回动两下。

天麻平肝息风。老师前面讲过一个案例，一个孝子给家里买了天麻，让老奶奶补脑治疗头晕，老奶奶一直都有吃，但就是不好。有一次，他索性半斤天麻一起煮，吃了一次头晕全好了，再也没发作过。

这就是重剂起沉疴，平时老是拉不起来的，大力士一次就拉起来，小水冲不走大便的，大水一冲全冲走了。你只要买到好的天麻，加上剂量足够，肝风内动高血压以及虚人风动没有不见效的。

所以他们将天麻叫作阳亢眩晕头痛要药，什么叫阳亢眩晕？人年老体衰，气血不够，就像底盘浅的植物一样，很容易被风摇动，天麻可以固底盘，可以祛风，它最重要的是治疗虚风内动的头晕，所以有一个代表方叫天麻钩藤饮。

在潮汕有一病人眩晕五年，光检查费就花了四万多，来找到老师。我说他脉象虚，虚风内动，是虚亢。开了天麻钩藤饮，天麻30克，钩藤用20克，想要充分发挥钩藤的效果，要像薄荷一样后下，不后下的话，它的有效成分久煮会失掉。该病人吃了十多剂眩晕就好了，所以天麻钩藤饮治眩晕是非常好的。

天麻还可以治疗颈肩腰腿疼，关节痛，凡是阴虚不能滋养的关节痛，天麻疏通经脉。

《神农本草经》讲久服益力气，长阴血，肥健人。就是说年老体衰以后，这个骨节不太好用，用六味地黄丸加天麻。天麻还可以当作补品来服食，在广西、广东都比较盛行，人年老以后脑髓会不够，头就会眩晕。

老师以前碰到一例严重的耳鸣病人，耳鸣三年。他说六味地黄丸不知道吃多少了，杞菊地黄丸、明目地黄丸、六味地黄丸，通通都吃过，就是没好。

所以有时候病人说这个方法不对，这个方法没效，不一定是真没效。我想到呢，半瓶水晃荡响嘛，壮水第一方是什么？六味地黄丸，壮水之主以制阳光，六味地黄丸可以添骨髓添津液，津液足，沉甸甸，水就晃不了了，所以用六味地黄丸。然后因为他会眩晕，他会晃，所以还要用天麻，天麻很神奇，就是有风不动，所以你有风动之象它可以平息，所以用天麻30克，加六味地黄丸，一剂就好，这是珍子围村非常成功的案例。

有些时候你看准了，他尺脉弱，又眩晕的，六味地黄丸加天麻，老师跟你讲，几乎是出手必效。

还有《本草拾遗》讲，天麻能够去热毒疮痈，特别是它的茎叶捣烂了敷下去就有效，毒乃是火，热极就会生风，风它都可以平息，这些热毒就更不用讲了。

《药性论》讲天麻叫定风草，治冷气效果好，还有荨麻疹、痹痛。荨麻疹搔来搔去的，那不是风吗？如果病人吃得起贵药，就用云南最好的天麻，打成粉，装在胶囊里吃，吃了抵抗力就起来了，风也平息了，天麻就是补虚跟提高抵抗力一体的，很难找的，因为无虚不作风，天麻补虚又息风，不单是虚风内动的眩晕，耳鸣眼花，还有眼冒金星，飞蚊症，甚至这些荨麻疹，都可以用天麻。

天麻也可以主治瘫痪，半身不遂，有些老年人长期卧床，就搞天麻粉给他吃。你看卧床的人脾气都不好，天麻什么意思？天是头首，麻就是麻木不仁，代表这个部位瘫痪了，废用了，叫麻，没感觉了。

所以一些老年人痴呆，天麻抗痴呆效果非常好，你若真的能拿到云南的天麻，麻木的部位只要不太久它是可以复活的，所以它是中风偏瘫后遗症者的福药。

我在龙山看诊时，有一个龙山的小伙子，他的妈妈记忆力不好，先是昨天讲的今天忘，后来今天讲的今天忘，后来吃饭要买什么菜出门就忘了，忘成这种情况，他问怎么办？他正好要去云南看茶叶，我就让他去买云南本地的天麻，把这些天麻打成粉让他妈服用。吃了连续一个月，他妈妈就今天能记昨天的事了，一周前的事都记得，完全不会忘事了。

所以，对于轻度的痴呆、脑瘫、健忘，天麻效果杠杠的，为什么呢？因为从它的名字可以得知，天麻，天是头首，头首麻木了，就头首功能退化了，头首不记事了，转头即忘，你试试用点桂枝汤送服天麻，头脑马上就热血沸腾，之前疲倦的，有些东西想不起来的，脑袋一下就亮了，想起来了。

天麻又主语多反复，就是喃喃自语，可以用。多惊失智，被吓得魂飞魄散，用天麻。不要认为只有红参才可以壮心脏，只有细辛才可以壮胆，天麻也可以防止人惊慌失措的。

《日华子本草》讲天麻补五劳七伤。有的人老爱吃补药，我看到一个人头晕脑力下降，然后吃鲍鱼、海参的，就补出脂肪肝了，越补脾气越大，于是我建议他换一种补法，用天麻粉补，脂肪肝好了，头晕目眩没了，记忆力也恢复了，这是我非常喜欢天麻的原因。

我奶奶年少时头被竹子打伤了，后来就是靠服天麻，刮风下雨头都不痛。所以这点我是非常慰藉的，就是说学了一技可以让亲人减少痛苦。一吃参会上火就会燥，天麻就不会。因为它平肝息风，什么叫肝风？急躁叫肝风，天麻就是平急的，所以用芍药甘草再加点天麻，立马就安定了，如同定海神针，所以天麻叫定风草。你看到那些动摇的，静不下来的，小孩子又爱吃零食，痰又多，又小儿多动，用天麻钩藤饮配半夏白术天麻汤，服下去就定住了。

天麻可以治疗中风后语言不顺。为什么天麻可以治中风语言不顺？因为天麻平肝，肝风一吹，那些痰全部上去，用天麻就可以平息下来。有些人生气后头晕目眩，讲不出话，喉中有痰饮，其实就是肾水被"吊"上来，揠苗助长拔节了，用天麻。

如果痰滚上咽喉，天麻可以配半夏，如二陈汤加天麻，定风神药。

《药类法象》记载，天麻可以治小儿惊痫。因为小儿体虚，所以小儿惊痫用玉屏风散加点天麻，可止惊定痫，利腰膝，强筋骨，天麻对腰膝筋骨有雄壮的作用。

《本草纲目》记载，天麻乃定风神草，补益上药，天麻第一，世人只知其治风，不知其补益，诚可惜也。

《本草蒙筌》记载，天麻通血脉开窍，所以天麻加菖蒲，可让人变聪明。天麻益腰膝、强筋骨，所以天麻加养筋汤对于腿脚不便非常好用。

每个行业都有职业病。挑担的肩膀要壮，所以羌活胜湿汤、桂枝汤加天麻壮肩膀。跑腿的、送信的腿脚要灵活，所以快递员我们要送他独活寄生汤或养筋汤加天麻，减少膝盖的磨损。还有这个久坐腰疼的司机，服天麻丸配肾着汤，效果好得很。

《普济方》的天麻丸，可以清利头目，消风化痰，宽胸利膈，治疗心烦闷，头欲晕倒。

天麻半两，川芎2两打成粉末，头痛不离川芎嘛，但川芎有个特点，气太冲了，人吃了，有些头痛他会更剧烈，所以有些人不敢用川芎，加天麻就没事了。

有些人说吃桂枝汤上火了，加点牛膝就没事了，桂枝汤加牛膝，在南方行得通，不然病人一吃就上火了，咽喉痛。桂枝汤加20克牛膝，非常舒服，补而不燥。川芎治疗头痛，病人吃了一剂30克的川芎，头更痛了，不敢吃第二剂了，加天麻20克下去，好了。

这是哪里学来的？一个叫宏哥的，头晕困扰他多年，直到碰到草医，传了神方，就是川芎配天麻，一吃下去，好了。这是他跟我讲的，此生亲自试效最神秘之方子，原来早记载于古籍。

《十便良方》记载，天麻酒，治妇人风痹手足不遂，天麻、牛膝、附子、杜仲各2两打成粉，然后泡酒，七天就可以，每次服一小杯。附子、牛膝壮腰膝，杜仲可以续筋骨，天麻可以补虚。

这妇女的手麻痹，或者月经期间碰凉水，或者虚的时候还在泡水洗碗，手麻痹怎么办？你不能眼睁睁看着却无能为力。告诉你，附子、牛膝、杜仲、天麻，各2两，泡酒手麻痹立好，一吃就放松。如果她不喜欢喝酒你就打成药粉来吃，只是效果会慢很多。

天麻钩藤饮乃眩晕克星，比如罗大伦先生他曾记载周秉文先生的经验。周老接诊一名王女士，精神萎靡，满面倦容，老是坐着坐着头就倾了，摇摇欲坠，原来颅脑有问题，西方医学诊断为梅尼埃病，就是眩晕症，大家都说这病没有绝对能治的，确实治了七天都没治好。

然后找到老中医，老中医就说，她这是眩晕耳鸣还神疲乏力没劲，气血亏虚，虚风又内动，脑部缺氧，所以晃来晃去，脑髓缺乏充养，最能充养脑髓的是哪个脏腑？脾胃。

　　所以用归脾汤，养脾胃气血，填充脑髓，女以血为用，用归脾汤，男以气为用，所以用补中益气汤或升阳益胃汤，然后再加天麻钩藤饮，两个药配合，归脾汤治其本——气血不足，天麻钩藤饮治其标——肝风内动，一连七剂后，症状大减，再服两个疗程，症状全部消失，病人乐得跳起来，效果这么好，花的价钱又这么少，感激涕零。

　　我们再看半夏白术天麻汤治疗腹胀。有一40多岁的高个子男性，他平时虚弱，脏器下垂，很容易疲劳，一动就疲劳，而且胃里还有振水音，最重要的是肚子老是胀满，还有痰饮头晕。

　　振水音就是胃里有痰饮，用半夏；这个人容易疲倦，倦怠嗜卧用白术；疲倦又多痰用半夏、白术；头晕用天麻。半夏白术天麻汤，三味药。

　　抓几个主证，然后经方用出去，管用，所以这个方子是非常好的。用了半夏白术天麻汤后，腹胀消失，心胸开阔，这个困胀感减轻，连服三个月，不单身体好了，以前血压不稳定，现在也平稳了，体重还增加了三公斤。

　　调对身体，瘦人会变重，胖子会减轻，如果药用对了，腿脚会生风，声音会变亮，心性会变平和。

　　我们看《得配本草》天麻的配伍。

　　天麻配川芎治疗肝虚头痛，天麻配白术可以除湿，治疗湿性重浊的头晕。所以有些人说头晕得像湿毛巾裹住头一样，怎么用白术、茯苓搞不定？因为没用天麻，把天麻加进去就搞定了，所以有的时候苓桂术甘汤治疗眩晕，病人只好了个六七成，是因为杀手锏没用，天麻一给他用呢，湿除了，风也定了。

　　所以有些人头晕，又很困重，困重用白术、茯苓、半夏，晕就用天麻、钩藤，一结合就好了。

　　治疗小儿慢惊风最好的方子——醒脾散，再加上天麻，好了。

　　破伤风，角弓反张，拘挛，用玉真散加天麻。

　　面瘫，用牵正散加天麻。

　　高血压头晕，用天麻钩藤饮。

　　痰湿重打呼噜又头晕的，用半夏白术天麻汤。打呼噜痰气都从胃里灌到咽喉了，有些人去应酬以后疲劳就打呼噜，用二陈汤只是治标，一定要加天麻，因为疲劳，天麻就是抗疲劳神药，就是太贵了。

　　天麻治疗手足不遂的麻木感，天麻加独活寄生汤，吃了后手脚麻木感就都好了。

木 通

 木通治小便之秘涩。

　　秘是什么？不通。便秘，关闭住了，所以秘通闭，小便之闭涩，涩是什么？流行不通畅。有人小便黄黄的，排尿时尿道还赤痛赤痛的，这叫涩，用木通、车前子煮水，一两次小便清澈，涩痛变通畅。

　　北山中学一名物理老师，尿赤痛已经三个月了，消炎药吃了好一点，不吃又赤痛。他问怎么回事？我说："消炎药跟利尿药能治好你的刺痛，说明你尿道有炎症，但是随后又复发，说明是慢性炎症，有堵塞，对吧？"他说："对，别的医生也是这么说的。"慢性炎症堵塞必定有气虚，我让他买复方石韦片，或者用黄芪，配合石韦、木通、车前子煮水，他觉得买药片吃效果没那么好，不如熬汤药，熬了三次，尿赤痛就没了，前列腺炎好了。

　　所以慢性炎症多属于气虚，急性炎症都有气滞血瘀，那急慢性交替的呢，那就补气跟化瘀，用黄芪补气，木通、车前子滑利可以化瘀，木通入心经，还可以入膀胱，可以导心火下行，开湿热去路，它是清上洁下的。

　　所以我们用四个字形容木通"清上洁下"，"清上"就是让源头清澈，"洁下"就是让下游干净，只要尿热赤痛，尿道灼热不通的几乎都可以用。

　　这个采茶的茶农割茶草一整天，忘了带水，小便就赤痛，用木通煮水加一点蜂蜜，或者车前草煮水加蜂蜜，一次就好了，那尿道口赤痛的症状就消了。

木通横切面有很多针孔样的小孔泡，有孔能利水，有毛可祛风，有节能通络，有刺能消肿。

古人认为木通还可以使乳汁疏通，经闭开通，水肿导通，痹痛行通，它可以行痹，能泻诸经火，可解诸经郁，故有木中之通者，就是木品之中最善通的。

但是它通的是什么？不是风寒痹痛，而是湿热痹痛，木通性寒，所以关节热肿的，它可以通，疮痈热火的它也可以通。

《神农本草经》记载，木通除脾胃寒热，利九窍关节闭塞，令人不忘。

《药性论》说，木通主治五淋，五脏六腑热盛，导致小便刺痛，第一时间要想到木通，车前子也可以利小便，但是小便痛就要用木通，为什么呢？通则不痛，所以尿黄、尿赤选车前子，尿痛选木通。尿黄、尿赤用车前子30克，煮水兑点蜂蜜，一吃好了。如果是刺痛的，像刀刮一样，车前子要加木通了，痛则不通，痛乃不通。这个就是经验。

《本草分经》记载，治上、中、下三焦火证木通奇效。老师曾经治疗一例最严重的便秘，口舌生疮，烂到没办法喝水，水都咽不下，舌头都动不了。给他用导赤散，生地用到50克，木通用到20克，竹叶都是20克的，甘草10克，煮水，一剂药大便通，疮肿就退，一剂药而已。一剂药吃下去，就跑厕所，小便解出来，这个舌头就灵活了。

所以当时我就想到，这个木通令人灵巧，原来它是将堵去掉，人就灵活了，堵则不灵，灵则不堵，这种是热堵，下焦的火疏通以后，上焦就清凉了。

所以上、中、下三焦火证非木通莫属，因为它能利小便，诸火皆从小便去。

当时我怎么领悟到三焦火都要用木通呢？以前龙江的上游建了一个炼钢厂，厂子会产生很多的热量，必须要用大量的水来稀释，它要大量的水，就是说无论多么滚烫热赤的东西，只要借助水就可以将热带走，烧得火红的铁块放到长流水里，一下它就凉了。

所以木通让小便长流，清澈的小便就将身体的热毒带走，所以治热不利其小便也不是高手，治湿不利其小便更不是高手。所以普通的湿热我会用泽泻、茯苓，利水而不伤正，令人能行水上，身轻如燕。但是严重的湿热，我一定要选木通，肝胆湿热，心肺湿热，都可以用木通。

再看《名医别录》上记载，木通疗黄疸，书上写脾疸，脾色黄，所以脾疸乃黄疸，常欲眠，就是昏昏欲睡想睡觉，整个脸黄黄的，四君子汤加木通，就是治疗这种慢性黄疸，四君子汤扶正，木通、车前子、泽泻排湿，或者四君子汤加四妙散，再加木通、黄柏、车前子。

老师曾经治疗一例手黄的病人，七剂药，手就变得红润过来，病人佩服得五体投地，他说他治了三年，手还是黄黄的，不知道是什么问题。结果吃了我给他开的六君子汤加导赤散就治好了。

我为什么会想到六君子汤？久治不愈面色萎黄脾虚也。为什么会想到导赤散？这个红赤为热，热极就会焦黄了，木通就可以治疗热极而发黄、发红。所以六君子汤加导赤散可以治疗手黄、脸黄。急黄的就直接利了，慢黄的就得补，如果急慢交替的你就连补带利。

《名医别录》记载，木通主心烦，烦热，就是那些无事常生烦恼的，导赤散非常好用，凡是带火字旁的，都可以用导赤散。带竖心旁、带心字底的、带火字旁的，这些情绪的变动不拘，我们可以用木通，心君安泰，百体从令。

注意虚人不可以用大量，3～5克即可。所以有些老中医非常厉害，他看到脾胃不好，胃口不开，人又好烦躁，用二陈汤或温胆汤加木通3克，只用一点效果却不得了，病人吃他的药就感觉心好清凉好清净好平静，不燥，此木通之功，能疗烦躁。

《名医别录》记载，木通散痈疮，诸结不消。各种结块消不掉，木通可以散。

《日华子本草》记载，木通止渴退热，安心除烦，君火相火它都可以清，这是因为体内的水液停留。《黄帝内经》讲，饮入于胃，游益精气，上输于脾，脾气散精，上归于肺，通调水道，下输膀胱，水精四布，五经并行，故精自生，形自盛，骨肉相保，巨气乃平。

研究体液的流动，不外乎就是到脾胃里，再把它蒸到心肺去，心肺又通过肃降把它敷布到身体各处去，只要水津流动通畅，那么人身体就会强壮不病。

《药性赋》讲，木通其用有二，泻小肠火积而不散；利小便热闭而不通。

这个小肠有火，吃煎炸烧烤的，炼熬津液，木燥起火，利小便热闭不通，泻小肠火无它药可比，利小便闭与琥珀同功，高度赞叹木通，它清泻小肠火的功效不是它药能比，它的通利小便跟琥珀不相上下。

治疗阑尾炎，大黄牡丹汤加了木通，一看就知道这人是读古籍的高手，行家一出手便知有没有。

治疗这个肠痈，小肠里的痈疮，你怎么用木通去利膀胱？原来胱肠相连，如果大便通畅，小便会变清洁，小便通畅，大便会变顺畅，它们是相辅相成的。

《名医别录》讲，木通散痈疮，结不消。那阑尾炎是不是痈疮？是啊，木通就可以把热移到膀胱排出去，它有这个本领。

《本草纲目》记载，木通上通心肺，治头痛利九窍，下能泻湿热通大肠。

《仁斋直指方》记载，人遍身胸腹都发热发烫，脚又冷，这是伏热伤血，这个热伤了血，木通可以通心窍，经络流通，等于上热下寒的人可以用木通。

《医学衷中参西录》讲，木通为藤蔓之梗，它是藤蔓的横切面，有孔善于利水，它是藤蔓，软藤横行筋骨中，藤是无处不达的，最善走窜，所以木通可以祛风湿，去痹痛，又善于走窜。就像经络，大自然中最像经络的就是藤了，从头到脚的湿热，黏附在经络不肯走，就得用木通。

比如消积的山楂、鸡内金、麦芽，它们作用范围都很有限，都是局部的，但是加了鸡屎藤，它就是整体的。山楂、麦芽、神曲一加鸡屎藤就降通身血脂，如果没加鸡屎藤，这几味药只能消化肠里的息肉跟积滞。

我在余老师那里碰到过一例痛风，脚痛得不得了，心烦得睡不着，用四妙散、导赤散再加鸡屎藤80克，一剂药痛止，连吃完七剂药，好了。

这个痛风脚痛太好治了，首先痛在脚是湿热，湿热下注才痛，四妙散，治湿热之王，痛是不是会红会肿？诸痛痒疮皆属于心，哪些药专门治诸痛痒疮皆属于心的？丹参、菖蒲是血脉不通时用的，但是痛风不单是血脉不通，还发炎一团火啊，那么，用什么治疗炎火样的血脉不通？木通，有木通的方子是什么？导赤散！所以导赤散千万不要丢掉木通，有人说关木通有毒不要用，那就不要用关木通，用川木通，或者少量用，这个导赤散治疗一切火痛。

记住，瘀血痛就用丹参、菖蒲、威灵仙，血脉痛用丹参，经络血脉痛用丹参、威灵仙，孔窍痛用菖蒲，可是他现在是火痛，那就非导赤散不可，把火导到膀胱排出体外，痛不痛？不痛了。那为什么还要加鸡屎藤？

痛风是体内血液黏稠到一定程度，大鱼大肉积到一定程度后局部长成痛风结石结晶，痛风结石发痛，那叫积，鸡屎藤最善消积，无积不消，重用通经络。

所以轻用鸡屎藤 3 ～ 10 克，小孩子可以开胃；重用 20 ～ 30 克可以治疗厌食；再重用 50 克，可以治疗血脂高，稀释黏稠的血液；如果重用 80 克可以治疗什么？治疗风湿关节痛，它藤类药的威力就发挥出来了。

这个经验你在其他书上找不到，因为余老师是在治疗过程中摸索出来的，这个是有开先河作用的，轻用它只停留在肠胃，把肠胃消一消，中度用的时候就走到血脉，重用就到筋骨、络脉去了，药物的作用深度加强了。这是剂量之道，传方传药不传量等于没传。

木通是藤蔓，通体玲珑剔透，能够贯穿经络，通利九窍，所以九窍都发炎，就用木通，因为它太多孔了，泻上焦热，能够引热毒火下行自水道出，乃利小便要药，贯通经络要药。

《小儿药证直诀》记载，小孩子口角糜烂，面赤，用导赤散。如果小孩子经常晚上磨牙，口干渴，狂躁，诸燥狂越皆属于什么？都属于心神的问题，躁狂越，心神火热炽盛的，喊打喊骂的，这时可以用导赤散。导赤散治疗精神病急性发作，作用非凡。

面红耳赤，你看有些人吵架，讲话像吵架，争得面红耳赤，给他用导赤散。

《太平圣惠方》记载，小便闭塞用木通配槟榔，可以利，槟榔可以下十二经气血。

《圣济总录》讲到，产后乳汁不下，木通跟钟乳石配合可以通乳。

《医学衷中参西录》讲到，张锡纯说他平素不喜欢用苦药，木通的味道比较苦，有人嫌它口苦难服，但是碰到热毒性关节痛的，还真的要用它。

《医宗金鉴》有个三痹汤里有木通，常常治疗热痹关节痛，都是一剂减半，数剂而愈。

《经络辨证漫谈》这本书讲到，一位30岁的病人，腋下流汗，每一两个小时就要用一小酒杯接下一杯汗，困苦不已，有一年多了。然后找到张医生。他对张医生说他还经常舌头痛，赤火为痛嘛，给他开导赤散，想不到五剂药后舌头不痛了，小便通畅，一年多的腋下出汗好了。这个舌头痛伴腋下出汗，这火一炽，舌头就痛，一蒸呢，汗为心之液，它就从腋下跑出来，用导赤散。

还有一个人眼睛结膜炎症，肿痛，痛得瘙痒糜烂了，用消炎之类的眼药水点眼无效。一问，他平时喜欢吃辣的东西，然后小便又比较黄赤，这个应该清火利尿，用导赤散加黄连解毒汤，一剂药大便通，五剂药下去眼痒消失，再服七剂，眼珠周围这些溃烂就没了。所以眼睛炎症溃烂，又痒又痛的，别忘了导赤散跟黄连解毒汤两个方。

还有一个案例可以讲一下，有一个舌头长痈疮的病人，医生说要动手术割掉，他很害怕，找到老中医，老中医给他用导赤散原方，重用竹叶、生地，都是几十克，吃了一两个月，痈疮全部消掉了。

古籍有记载导赤散治疗舌头痈疮吗？没有，但是它记载了导心火下行。心火上炎，舌为心之苗窍，心火一下行，这肿就消了。

看《得配本草》记载木通的配伍。

木通配车前子，治疗小便黄赤痛。

木通配滑石，治疗小便涩痛。

木通配牛膝，可以治疗闭经。

木通配王不留行，可以下乳。

木通配络石藤、鸡屎藤，可以治疗风湿热痹。

木通配四物汤，可以治疗痛经，还可以加上益母草。

天南星

🌿 **天南星最治风痰。**

天南星中间厚实，像虎掌一样，所以写"虎掌"，在一些老药房里可以抓到，一个学子要通晓药物的别名，药物的别名有助于学习。

半夏跟天南星两味药能够燥湿化痰，它们是治疗痰湿的最上等药，凭什么呢？因为痰湿最严重的是什么？最严重的是癌瘤，天南星跟半夏两味药不是简单的燥湿化痰，还可以消痞散结，一般茯苓除湿化痰，陈皮行气化痰，瓜蒌仁滑痰利痰，这些药只对付痰的轻症，可半夏跟天南星对付的是痰的重症，就是说咳吐出来的痰是一个个的，痰核，就是痰已经严重浓缩，津液黏稠变痰核了。普通的稀痰陈皮、茯苓、瓜蒌仁就可以化，但是顽固的痰已经形成痞结了，就病理产物抱团了，久而久之它就长痈瘤，像脖子上的瘰疬，一个个的，咽喉部的梅核气，肠胃里的息肉，肝里的囊肿，痰浊已经聚团了，这时用普通的化痰药不管用，必须用半夏、天南星，化痰之余还可以消痞散结。

我在中医药大学肿瘤科实习的时候，有位医生是我的师兄，他说我们肿瘤科常会用到半夏和天南星，我不解。他说怪病都由痰作祟，是痰在为非作歹产生了怪病。要治这些年深日久的顽痰，就要用半夏、天南星。

有本书就讲天南星跟半夏两味药，加减变化治一切癌瘤肿块包块，案例多得不得了。

虽然我们普遍认为党参、黄芪是名贵药，应重点学；熟地、当归是补益药，应该喜欢用它；陈皮、甘草很平和，用它没问题。但是你们别忽视了，半夏、天南星在中药世界里也倍受重视。

用它们一般要加姜，像吃芋头一定要加姜，吃木薯一定要加萝卜，用半夏、天南星一定要加姜。半夏、天南星都能够燥湿化痰，但半夏一般走肠胃，所以二陈汤可以化肠胃里的痰浊，在外面暴饮暴食，肚子饱胀，还有呕吐或泄泻，也可以用半夏，像六君子汤、二陈汤。呕吐用二陈汤；腹泻，脾虚的要用六君子汤。

但天南星不一样，它是走经络的，痰如果堵在肚腹，用半夏；痰阻在经络，手足惊风，抽搐麻痹，就用天南星。

现在很多中老年人手痹麻，又多痰的，这种痹麻，用一般的行气活血药缺乏效果，可以用天南星，天南星能够通经络，去顽痰堵络。

所以去经络中痰用天南星，去胃肠中痰用半夏，去皮里膜外之痰用白芥子，这个要分开来。

临床认为久病入络，就经络深处就是骨髓，故而天南星治疗骨癌有一手，跗骨疽、骨癌在骨膜上面，所以称天南星为骨病圣药。

《神农本草经》记载，天南星主结气，积聚，伏梁。这是肿瘤的古代说法，古代没有特别讲肿瘤的，包块叫癥瘕积聚。

所以上肢有包块，用桂枝配天南星，咽喉有包块用半夏配天南星、桔梗，腰背有包块就杜仲配天南星。

《本经逢原》记载，天南星乃开涤风痰之专药，让那些风痰走开，叫开涤风痰，就是说痰碰到天南星就像老鼠碰到猫，要让路躲避，所以将天南星熬出汁来，服用下去，本来打呼噜有痰的，当天就没有了，呼吸道周围的痰浊就被"刮"走了，痰一碰到它就像油污碰到洗洁精。

老师对天南星的评价非常高，古人居然说骨头里的痰浊跟污垢它可以洗涤，叫骨病圣药。

所以老年人中风，讲不出话，喉中有痰，天南星一去，痰就跑干净了。然后呢，扫干净屋子再请客，再用补阳还五汤把气托起来。

诊病时，老师要先看他舌头和听他讲话，讲话不利索大舌头都是痰浊的，不管三七二十一，二陈汤加天南星，或温胆汤，先把痰浊去掉，去干净了，补阳还五汤一进来就受用，不去干净了，补药跟痰交裹在一起，会补出肿块来。

王二古讲天南星补肝风虚，这个功同半夏，就半夏、天南星常一起治痰。

《名医别录》记载，这个天南星可以除阴湿，什么叫阴湿？阴囊潮湿，阴部湿气重白带多，用天南星、蛇床子、艾叶、苦参，煮来洗也好，服用也行，就可以去阴部潮湿。

《本草拾遗》记载，将天南星的根捣烂敷在疮肿处，可防止细菌感染，它有这个效果，使疮口容易好，而且未有脓头的它可以发出脓头，有脓头的，可以让脓消掉，让脓像瓜熟蒂落一样，挤出体外。

五经富的无名肿毒特别多，诸郁冒炽还有诸痛痒疮都是心火，发热了，所以身上冒一些火疮出来，天南星捣烂了敷下去，火疮就被拔掉了。

所以五经富专治无名肿毒的医生，他兜里就有天南星跟半夏，因为无名肿毒就是痰火，痰火狼狈为奸，把痰"吃"掉了，火就没办法作怪了，自动就消了。最难治的不是火，而是痰火和气，饮食就生痰，情志就生气，痰气交阻产生了火，是最难治的。

但是黄连温胆汤全部照顾到了，现在人饱食过度，生痰就用二陈汤，动不动就生气，那就用枳实、竹茹降气，熬夜、煎炸烧烤容易上火就用黄连，这几味药加起来就是黄连温胆汤。

《药性论》记载，天南星能够治疗肠痛癥瘕，这个慢性肠炎、阑尾炎，有癥瘕包块的，不要认为只有红藤、败酱草，肠痛不可少，天南星效果也很好。

《开宝本草》讲到，天南星能够破坚积，消痈肿，利胸膈。这个胸膈肠胃，整个躯干脏腑以及经络为痰所迷住，都可用天南星，它等于是治痰的通行证。

《药类法象》记载，形寒饮冷伤肺，就不断地咳嗽，寒咳可以用天南星，热咳可以用胆南星，即经过胆汁炮制的。

《本草分经》记载，天南星拔毒攻积，它有堕胎的力量，所以妊娠期女性不能用它。

《本草纲目》说，天南星主治喉痹，水谷难进，喉癌最好用天南星跟半夏。你看，喉以上天，喉以下地，中间的，半夏就在半中间，所以半夏厚朴汤治疗梅核气，它在半中间，可以让它下去。半夏既能降气，还能祛湿化痰。

《本草分经》还提到，天南星得防风不麻，吃了天南星，跟半夏一样，咽喉会像刀割一样，生服的时候咽喉会麻的，怎么办？加姜和防风，所以有些人开了天南星以后，加了姜跟防风的，这个人比较谨慎。

《本草蒙筌》记载，额头长一个瘤结，用微针去刺瘤，然后用天南星与醋来磨，加一点点麝香，每天擦两次，半个月全好。头额上面长一些瘤块和一些脂肪瘤爆突出来的，都可以用这个方法，安全可靠。

《本草求真》记载，用玉珍汤可以治疗破伤风，刀伤损伤，家里常备金疮药，金疮药是什么？天南星、防风等分研粉，伤口破了以后，用这药粉敷下去，再服点温酒，就不会破伤风了。

如果有些人被打晕过去了，瘀血攻心，用童便送服天南星跟防风，连进三剂，必醒，一般只要他能吞下三口，喝三次，他就会醒过来，所以这是高空跌落、跌扑的应急药。

《杨氏家藏方》有一个南星膏，治什么？中风口眼歪斜，这个太简单了，就是天南星打成粉末，加点生姜汁，你把它弄到纸巾上，把它弄湿了，左歪贴右脸，右歪贴左脸，便能够正脸。

以前听说有黄鳝血可以用，确实很管用，但是黄鳝血比较难找，不如天南星、生姜用纸巾敷在脸面上，这个来得实惠，也很平稳。

《韦氏家藏方》记载，有个上清丹，就是有些人平时脾气不好，痰又多的，叫风痰，脾气不好，这个人都快发疯了，其实就是风动，风痰攻上头，头痛不可忍，用天南星跟茴香等分打粉，用淡淡的醋练成丸，加了醋以后，这个燥性就会大减。

因为醋能够酸收，天南星、茴香都带燥，非燥就不可去痰，痰当以温药和之，但是太燥了它就会助风，那就加醋，老师跟你讲，如果你不懂得加醋进去，这个药方就是个半成品。

天南星、茴香可以治疗风寒头痛，但是没放醋，病人吃了脾气更大，更燥，痰是化了，可是风却增长了，所以一定要加醋，吃完药丸后还要服姜汤，这个非常好。

有一个女孩7岁的时候，左眼发现有一个硬核，推之却可以动，两年都消不了，医生说要开刀，但是家长说开刀就破脸了，将来留疤怎么办？好，请中医，说是眼包痰核，就是一个痰核像橄榄核一样，用天南星一个和醋一起磨成浓汁，敷在眼睛外面，每天两三次，两三天就变小了，连续用一个月，痰核全不见了，不再长。

所以它可治疗身体长的这些赘余之肉，叫湿能生痰，痰能生核，像腐朽的湿木就可以长木耳，天南星是燥湿的，湿一去了，木耳就萎了。

天南星还可以治乳痈、乳腺增生。肝气郁结，乳房红肿热痛，痈疮大大的，这是气跟痰相搏，只有气呢，只是胀，只有痰呢，只是闷，痰跟气一旦狼狈为奸它就成结了。

但不要紧，我们有天南星跟全蝎，天南星2克，全蝎1条，捣末服用，一般这些乳房长这些痈瘤痈肿的，吃几次就好了，最快的两剂就好了。

邱某，26岁，产后乳房痈肿，摸到包块如乒乓球大，碰下去就痛，诊断为乳腺炎，然后就用天南星、全蝎研末，冲服，两剂就好了，消得无影无踪。她是三周形成的痰核，两天就把它治了，这是急性的。当然慢性的肿块，还得要提高病人的脾胃功能。

天南星是临床治痰第一品，如果咳嗽常跟白前、旋覆花联用，如果抽筋拘挛跟全蝎、蜈蚣联用，如果眼黑目眩要跟天麻、茯苓联用。

有一名珠宝专家，70多岁了，颈椎病，老是住院也好不了，头晕得好像坐在小舟飘摇，无风自动摇，脸部的肌肉也抽搐，每次一抽搐很狰狞，很痛苦，动不动口角还流出痰水来，怎么办？

医生就给他开方，以天南星为主药，配合天麻、钩藤，用化痰之品，吃七天痰水就有所好转，还有点眩晕，发现前面天南星用15克有效，效不更方，乃翻倍加到20～30克，结果病症大好，连用十八剂以后，这个头晕全部消。用微剂量的天南星，只是将痰水消掉，他还眩晕，天南星重剂量下去，连眩晕都平掉了。

好，看《得配本草》记载天南星的配伍。

如果麻木，天南星要配防风。

如果头晕目眩，天南星要配天麻。

如果痰湿在胃，天南星配陈皮。

如果痰湿导致手臂疼痛，天南星要配苍术、生姜。

如果痰湿攻到头，天南星要配荆芥跟姜汁。

天南星配琥珀、朱砂，可以治疗痰迷心窍，老年人痴呆健忘。

痰热痰黄稠的，天南星要配黄芩、瓜蒌，即小陷胸汤。

痰湿白的，天南星配二陈汤。

中风半身不遂，手足颤抖的，可以用导痰汤，中风偏瘫，后遗症痰多，你看他饮食多，身体不动，营养就变成痰湿，用导痰汤就可以导痰从肠胃出，方中有天南星。

所以导痰汤、涤痰汤、温胆汤、二陈汤，这几个方子要学好，学好这几个方，治疗这个时代丰衣足食，营养过剩的病特别好。

病人为什么老来找我们复诊？因为吃了药痰就少，回去又大鱼大肉，痰又增多，又回来吃药，痰变少，如此反复，这是不爱惜自己的身体，若不爱惜身体者，必不治，轻身重财者不治。

莱菔子

🌿 **莱菔子偏医面食。**

能够消食化积的药非常多，北方人好吃面食，用莱菔子来消。南方人好吃稻米用什么来消？神曲、麦芽。现在人无肉不欢用什么来消？山楂。小孩子吃零食很多用什么来消？鸡屎藤。吃了一些含有激素矿物类的添加剂，用什么来消？鸡内金、神曲。所以这个消积的方向要懂。

莱菔子就是萝卜子，它入脾胃，消食化积是它的常用功效。老师讲一个案例，3 两莱菔子换一顶红顶子，以前的光绪皇帝，气虚没力，什么美味佳肴都进不了，太医着急得像热锅上的蚂蚁，解决不了，就在城墙上张贴皇榜，被一个江湖郎中一揭，说要去一试，他拿了一撮药粉子，光绪皇帝一吃肚子就放气了，放屁后，胃口就开了，又吃了一次，人就有劲了，再吃呢，龙颜大悦，所以救了皇帝，赏了江湖郎中一顶红顶子，直接破格做医官。然后问他是什么药，他才讲出来是莱菔子。

因为作为帝王有一个特点，在深宫内院养尊处优，养尊处优痰湿多，在深宫内院好吃的多，食积多，同时有食积又有痰气的用什么药？莱菔子。莱菔子消食化积、降气化痰，所以吃完以后，食积好了，咳嗽也好了。

所以碰到一些小孩子晚上肚胀咳嗽，给他用二陈汤加莱菔子，痰湿好了，咳嗽也停了，食积也消了，二陈汤化痰湿很厉害，可是没有莱菔子它很难化得了肚子里的食积。痰生百病食生灾，所以说既要化痰也要化食。

莱菔子分为生用和炒用两种，炒莱菔子行气消胀，生莱菔子有催吐风痰的作用，一味生莱菔子水煎服，胸膈的痰可以通通涌出来，能令痰浊呕吐出，同时还不伤正气，功同瓜蒌。

莱菔子是种仁，所以它有一个特点——润肠通便，润肠通便你们都知道火麻仁、肉苁蓉、生白术重用，还有郁李仁、杏仁、松子仁、柏子仁，但是不知道还有莱菔子。

老师碰到一位80岁的老人，他便秘堵得不得了，七八天一次大便还要用手去抠，他说这些麻子仁丸之类的他都吃过，不见什么效果，于是来这边试一试。我说："这边有点奇怪，除了吃药，我还要教你练功，这是我治病的特点，我不会只管你嘴巴吃药，我还要管你手脚锻炼，只练不医的这个疗效很难长久保持。"他说："好，怎么锻炼？"我让他练八段锦的一招，背后七颠百病消，一天颠半小时，不用多。

要开药呢，芍药、甘草各30克，莱菔子30克，再加火麻仁30克，还加了四逆散进去，不到十味药。他看了有点轻视，觉得药少。我跟他讲，药不在多，中病则良，兵不在重，重就是多的意思，精炼为高。

他拿回去吃了一剂大便就通了，他高兴得连续抓来吃，七剂吃完大便天天通畅，逢人就夸，后来他把这方告诉其他便秘的朋友，发现如果不做背后七颠，用这方药效果不理想，就偶尔有效，但停掉又发作，做了背后七颠就持续畅通了。

我是怎么领悟到背后七颠百病消可以治便秘？我把一个纸团塞到笔筒里，甩都甩不出来，拿笔筒不断地在桌上颠，那纸团就掉出来了，由此领悟到这种颠步可以涤荡六腑。

这个案例可以看到莱菔子重用润肠通便，当然如果他不喜欢煎药，觉得太麻烦了，一味莱菔子打粉服用，再加背后七颠百病消，也管用。

所以有一些顽固便秘又咳喘的用什么？三子养亲汤，顽固便秘又没胃口的，用什么？保和丸。

《日华子本草》讲，莱菔子研末服用，可以把风痰吐出来，加醋可以消肿毒，醋加莱菔子可以治疮痈肿毒，为什么？酸涩收敛涤污脓，家里的碗筷油腻了没洗洁精，倒一点醋下去，刷两下就很干净，酸涩收敛就可以涤这些污脓，污脓就是污浊、痰污、臭浊。

《本草衍义》记载，莱菔子加生姜寒温并用，服用后非常舒服，肚子有滞气可以散掉，有些人说用莱菔子降气不够猛，因为没加生姜，加了生姜就好猛，生姜呢，姜者疆域，可以开拓边疆，它有一股雄烈的气，辛、散，辛香定痛去寒湿。

《本草纲目》记载，莱菔子功用长于利气，让气机顺利。

朱丹溪说莱菔子治痰有推墙倒壁之功，前提是重用，无论痰在上、中、下焦，莱菔子一去呢，通通把痰推下。

《本草新编》记载，莱菔子下气神速，解面食奇效，除胀满亦良，消恶疮。

龙山有一个人，浑身长疮，大家看了都害怕敬而远之，反正治来治去，所有医生治完都有效果，但是效果仅一个月，一个月后又爆疮，后来有一次好了，他高兴得不得了。

那他是怎么好的呢？他说他到广州去，一个医生让他用莱菔子打成粉末，早上就拌水喝，他说喝了就放很多屁，每天只要吃一次，那疮自动就不长了。

原来疮痈原是火毒生，气有余便是火，莱菔子能够下气消痰，疮就是一团痰，这个气往上爆，莱菔子把气降下来，再把痰消平。肥甘厚腻多长疮痈，衣食丰足的物质年代疮痈比较多，那怎么办？用莱菔子。

所以有些人爱长痤疮，口舌生疮，不妨用莱菔子打成粉，早上可以兑着温水送服，疮痈体质就改善了，想不到就一味药，可以改善体质，这真是用心精妙。

《医学衷中参西录》讲，理气药单服久服容易伤正气，唯独莱菔子炒熟研成粉末，饭后服钱许，不但不伤正气，还有消食顺气之用，让人胃口开，食物消，精神壮，郁闷解。

有人吃了人参、黄芪、当归、熟地、白术，要么就补而壅，要么就补而腻，怎么办？多服久服胃会胀满，会长包块，脾气又燥，那加了莱菔子就没事。为什么呢？补容易壅，气壅滞久必长疮，必成包块，那我连补带消就不壅。

《食医心镜》讲，如果常年痰喘多，甚至咳吐有脓血，用莱菔子煎汤服用，可以化解。

有一中风的病人，嘴巴都歪了，讲话喉中很多痰，朱丹溪就用莱菔子、皂角刺各2钱，水煎服，结果痰吐干净以后，好了。

《方氏脉症正宗》讲，跌打损伤瘀血伤痛可以用莱菔子。譬如有个放牛娃，他从牛背上摔下，胸部有瘀血，老是咳，胸部胀痛，用莱菔子2两，打成粉末，用酒调，敷在胀痛处，好了。莱菔子加酒就是跌打伤药。

余国俊先生有个经验，一般人痰热在心胸，容易失眠睡不着觉，他就想到要用黄连温胆汤。譬如有一妇女，37岁，失眠一年多，无论朱砂安神丸还是天王补心丹，名中药治失眠的，都没治好，安眠药用量在一天一天增加，也只能浅睡三四个小时，头晕目眩痰饮多，后来用黄连温胆汤治其痰热，结果没有效果，想到热生于痰，痰生于什么？生于饮食，饮食过度变为痰。

肥甘厚腻有发疮的作用，叫发物，这个鸡鸭鹅，烧烤的叫发物，那吃了发物就发作的用什么去解？莱菔子。

后来在黄连温胆汤里加了30克炒莱菔子，病人睡眠马上改善，效不更方，最后连服十八剂，不用再吃安眠药了。

再看张锡纯的经验。有个年过半百的人，一愤怒，肚腹就胀起来，膨隆，用逍遥散理气之药都治不好，发现不能只行气，他一发怒，肚子就积起来了，这叫气食病，说白了叫压气饭，愤怒后吃饭，导致肚腹膨隆，像现在肝硬化腹水就类似于严重的压气饭，应该气和食一起治。

用柴胡、川芎治气的妙药，再用莱菔子、麦芽消食的神品，煎汤服用，想不到才吃三次，好了。所以压气饭怎么治，张锡纯告诉我们，柴胡、川芎、麦芽、莱菔子四味药，一个人一生气病就长，一生气病就加重，一吃多病就加重的，可以用，没有不好的。

又有一个青年26岁，平时多痰，堵在咽喉饭都吃不下，张锡纯教他用莱菔子的方法，好过来了，也就是说，现在所谓的梅核气，老治不好，可以用莱菔子。

我们看《得配本草》记载莱菔子的配伍。

莱菔子配皂角，可以治中风、口眼歪斜。

莱菔子配杏仁，可以治咳嗽。

莱菔子配火麻仁，可以治疗便秘。

莱菔子配酸枣仁，可以治疗失眠。

莱菔子配山楂、神曲，可以治疗食积。

莱菔子配陈皮、川芎、柴胡，可以治疗郁闷。

莱菔子配白术，可以补脾带降胃，脾升则健白术，胃降则和莱菔子，枳实也可以。

莱菔子配白芥子、苏子叫三子养心汤，可以治疗痰壅在肺里的喘咳。

最后两句：此乃药性之提纲，用做传心之秘术。我们一共讲了一百三十五讲，每讲有一两句话，这一两句话就是药性的提纲，它是传心的秘术。

后　记

中医村。

观心台上。

古树间，徐老师正在泼墨挥洒。

我上前请一幅《上古天真论》。

徐老师说："这是习练之作，我再为您写几个字。"

我不假思索道："精神内守！"

徐老师说："再加四字，配成一对。"

我思忖良久，回神一看，徐老师已运笔收尾，八个字，在阳光树荫下闪耀飞舞：

精神内守，一气周流！

我的大脑仿佛划过一道闪电，欣喜若狂，这不就是我一直追求的答案吗？

如何实现"一气周流"？在"精神内守"的状态下，在没有头脑妄想干扰下，在没有人为造作下，身心就会恢复到自然天真一气周流的状态，而这种状态就是中医修行的方向，也是养生治病的方向。

大医境界中，安神定志，无欲无求，澄神内视，宽裕汪汪，说的就是这种复归天真自然天人合一的状态！

于是我便躺在观心台上，全身放松，身心、呼吸、意识融入到大自然中，慢慢地，人进入到忘我的状态，头脑念头几乎静止，自然呼吸，气血自然运行，身体暖洋洋一片……

这就是一气周流，是本自具足的。

只要悟透这八个字，就很容易进到那个天人合一的状态！

我们学医用药，不能过于粗暴地干预身体气血的运行，而应该站在一气周流的高度上轻轻导引身心方向，使乱者安之，散者收之，郁者达之，下者举之，高者抑之，紧者松之，塞者通之，让一气得以周流，让精神得以内守，这样才能真正帮到人！

希望，读这部书的朋友，不单能学会书中的知识，同时还把这八字精髓取回去！